U0121654

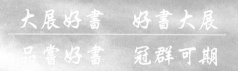

大展好書　　好書大展

品嘗好書　　冠群可期

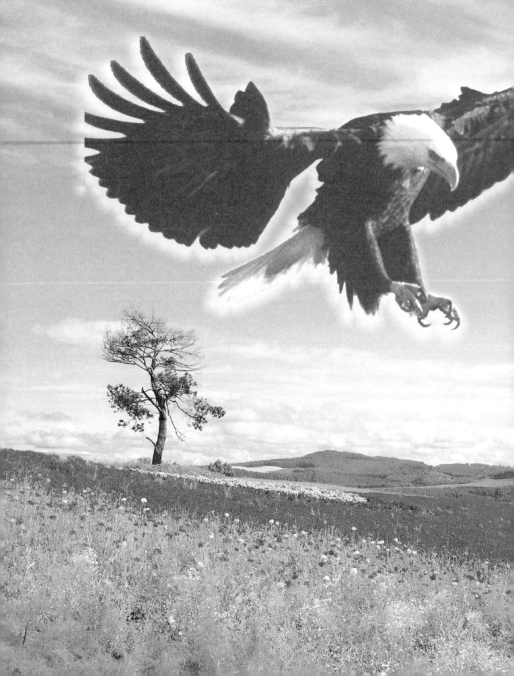

大展好書　好書大展
品嘗好書　冠群可期

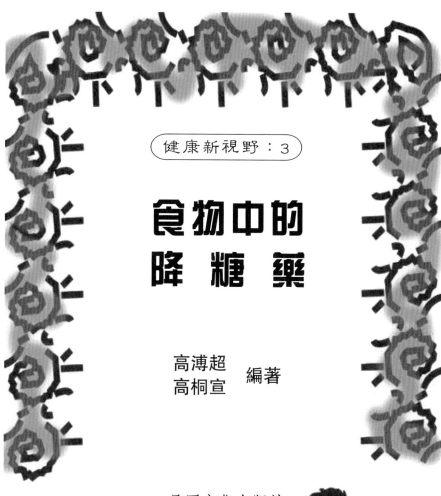

健康新視野：3

食物中的降糖藥

高溥超　編著
高桐宣

品冠文化出版社

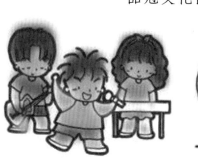
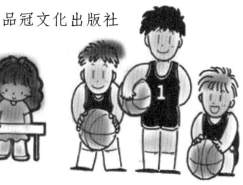

主　　編　高溥超　高桐宣

總　策　劃　于俊榮　黃和平　劉桂霞

編　　者　汪淑玲　魏淑敏　于萬忠

　　　　　　賈國民　高肅華　王占龍

　　　　　　李迎春　于連軍　王增輝

插　　圖　席海軍　吳慧斌　吳英俊

　　　　　　蘇　寧　劉　鑫　程曉英

電腦製作　楊華昱　王　晶

目　錄

什麼是糖尿病

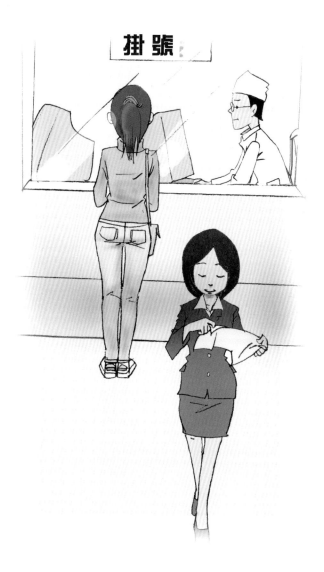

　　糖尿病是一種由於體內胰島素的絕對或相對分泌不足而引起的以代謝紊亂為主的全身性疾病。主要的臨床症狀有多飲、多尿、消瘦、尿糖及血糖增高，並可伴有蛋白質、脂肪的代謝相繼紊亂，尤其以脂肪代謝紊亂而引起酮症酸中毒、失水、昏迷以致死亡。本病多見於中年以後，青少年及兒童也會發生。發病率男性略高於女性。

　　就糖尿病而言，各種年齡階段的人都可能得病，患病者半數在 40～60 歲，15 歲以下者少見。據初步估計，國內該病的發病率占人口的 1%以下，較國外的 1%～5%發病率低。

　　糖尿病有原發性和繼發性兩類。其中，原發性糖尿病占大多數，但病因尚未查明。繼發性占極少數，大都繼發於造成胰島廣泛損傷的疾病（如胰腺炎），或繼發於分泌拮抗胰島素作用的激素（如生長激素）過多的疾病，如肢端肥大症，皮質醇增多症等。

　　幼年起病型糖尿病患者表現為空腹血漿胰島素濃度很低，一般在 4 毫單位／升以下，正常值為 7～24 毫單位／升，葡萄糖刺激後仍然很低，說明胰島素分泌絕對不足。成年起病型患者空腹血糖胰島素濃度可稍低、或正常、或稍高於正常，對於葡萄糖刺激，消瘦或正常體重患者血漿胰島素濃度升高遲緩，2 小時後高於正常，但仍低於相似體形的無糖尿病患者，凡此均提示胰島素分泌相對不足。

　　對胰島 B 細胞功能減低的病因尚未完全瞭解，可能是多源性的。但糖尿病有遺傳傾向已比較肯定，而遺傳的方

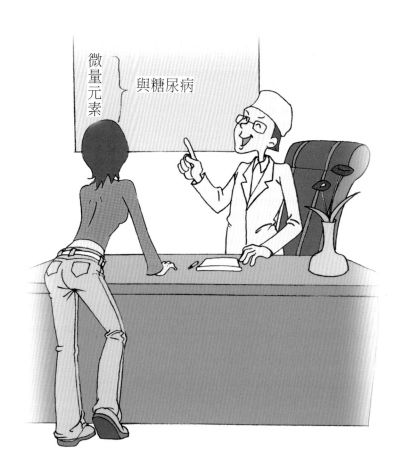

式可能是由多基因遺傳缺陷所造成的。此外，病毒感染可直接或間接（由誘發自身免疫反應）損傷胰島組織。以上發現支持病毒感染和機體免疫異常是糖尿病發病因素。對於大多數成年型糖尿病患者，推測可能是在遺傳缺陷的基礎上，加上某些誘因，如肥胖等而導致發病。

中年以上糖尿病患者在起病前常出現多食而發胖，肥

大的脂肪具有活潑的代謝及物質運轉率，但因為每單位面積脂肪細胞膜上的特異性胰島素受體相對減少，而對胰島素敏感度降低，需要量增加，可能導致 B 細胞功能減退或衰竭而發病。糖尿病多見於已婚婦女，其發病率隨分娩的次數而增加。但妊娠誘發糖尿病的原理尚未確定，可能與胎盤分泌的泌乳素、雌激素和妊娠期垂體生理性肥大及功能亢進等因素有關。

胰島素是怎麼回事

胰島素是由人體胰腺中胰島 B 細胞分泌，具有調節機體各種營養物質代謝的重要激素。這種激素是一種分子量較小的蛋白質，有 51 個氨基酸組成。

胰島素的分泌受許多因素的影響：

1 代謝物

在刺激胰島素分泌的因素中，葡萄糖是最重要的物質，當口服葡萄糖之後，血漿胰島素含量出現兩次升高，第一次在 1～2 分鐘內上升到最高峰，隨後又迅速降低，因此，把這次升高稱為早期快速相。在這以後，血漿胰島素的濃度又逐漸升高，且持續的時間較長，稱為延遲緩慢相。早期所分泌的主要是原來 B 細胞中儲存的胰島素，後期分泌的是 B 細胞新合成的胰島素。

　　葡萄糖促進胰島素分泌的作用可能涉及兩種機理：一是葡萄糖可以進入 B 細胞，在代謝過程中刺激胰島素合成和分泌；二是在 B 細胞質膜上有葡萄糖受體，在葡萄糖與受體相互作用時產生特異的物質，這種物質能夠促進胰島

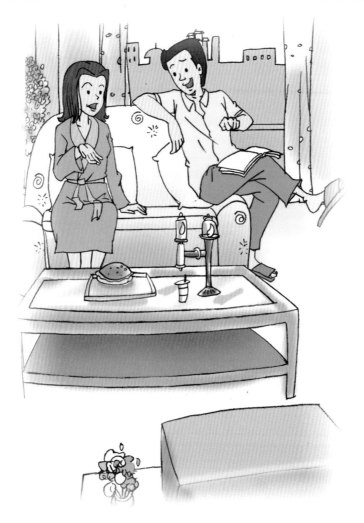

素合成和分泌。

有人認為，成年後才能刺激 B 細胞分泌。在葡萄糖的條件下，氨基酸和脂肪酸也能促進胰島素分泌。

2 激 素

腎上腺素在體外和體內都可抑制胰島素分泌，在 B 細胞上存在 α 和 β 兩類腎上腺素能受體。當 α 受體興奮時，抑制胰島素分泌，β 受體興奮時，刺激胰島素分泌。腎上腺素對兩種受體都有刺激作用。正常 β 細胞的 α 受體對腎上腺素比較敏感，故抑制胰島素分泌。當用酚妥拉明抑制 α 受體後，腎上腺素則出現刺激胰島素分泌的作用，這是由於 β 受體興奮的結果。

胃腸激素、高血糖素、生長素和糖皮質激素均能促進胰島素分泌。

胰島素的生理作用：

1 對血糖代謝的調節

胰島素可以調節體內糖分的貯藏和使用。胰島素可「命令」從食物中吸收進血液的糖分進入肝臟和肌肉，並以糖原的形式貯存起來備用；同時，又能將這些糖原輕易地釋放回血液裏。也就是說，當身體需要糖原時，胰島素分泌減少，讓糖原重新回到血液裏為身體提供能量。相反，胰島素的分泌增加，把過多的糖分趕進肝臟和肌肉等「糖庫」裏貯存起來。胰島素能增強糖原合成醇，還能促

進糖原的合成。同時，又能增強糖氧化功能和轉變成脂肪的過程。胰島素還能抑制肝臟的葡萄糖磷酸酶，使肝臟釋放入血的葡萄糖減少，並且抑制糖原的異生。

② 對脂肪代謝的調節

胰島素可以幫助人體脂肪的合成，把一部分多餘的糖趕入脂肪組織裏，並將這些糖分轉化成脂肪貯存起來。同時，胰島素也不讓脂肪組織裏的脂肪隨便分解成葡萄糖，因而血中的脂肪減少，進入肝臟進行 β 氧化的脂肪酸也減少，於是酮體生成也會減少。糖尿病人因糖分解利用受阻，脂肪分解增加，大量脂肪酸在肝內氧化，以致生成大量酮體，引起酮症酸中毒。大量的脂肪酸氧化，又能產生大量的乙醯輔酸 A，為膽固醇提供了充足的原料，而胰島素分泌不足，肝臟利用膽固醇的能力下降，因此，高血糖病人常伴有高膽固醇血症，易發生動脈硬化。

③ 對蛋白質代謝的調節

胰島素能幫明蛋白質的合成。它促進食物中的氨基酸進入組織細胞內合成蛋白質，抑制蛋白質分解，從而有利於細胞的新陳代謝與組織的修復。因此，胰島素又被稱為同化激素，幾乎全身各組織都必須由胰島素的作用才能合成蛋白質，一旦缺乏了胰島素，生長激素也不能發揮作用。

此外，胰島素還能促進鉀進入細胞內，使血鉀含量維持在正常水平。

　　胰島素既能加強葡萄糖氧化功能，又能增強糖原、脂肪和蛋白質的合成。再者，它與其他蛋白質一樣具有抗原性，這些又有利於組織細胞的再生與修復。所以，臨床上常將胰島素、葡萄糖作為能量合劑的主要成分，用於治療某些組織細胞損傷或糖制劑利用障礙的疾病。

何為血糖

　　血糖是指血液中葡萄糖的含量，血糖是人體能量供應的主要來源，治療糖尿病最好的辦法是控制自己的血糖水平。

　　血液中的葡萄糖是食物中的主要成分，在血液中含有一定量的葡萄糖是正常的，這些葡萄糖攜帶從食物中轉化的能量，運送到身體的各個細胞，在胰島素作用下將能量釋放出來。如果機體對葡萄糖的利用發生了障礙，葡萄糖就不能有效地進入細胞，它的含量超過正常標準則意味著可能患上糖尿病。

　　人的生命活動需要足夠的能量作為基礎，正常的生理情況下，人體所需能量的70%是由血糖提供的。血糖來源和去路動態平衡的維持，保證了血糖水平的相對恒定。無論是大人還是孩子，正常人每日的血糖變化是相對恒定的：空腹時每100毫升血漿中的血糖濃度為3.6～6.1毫摩爾/升；進餐後，隨著食物中的葡萄糖被吸收入血，血糖

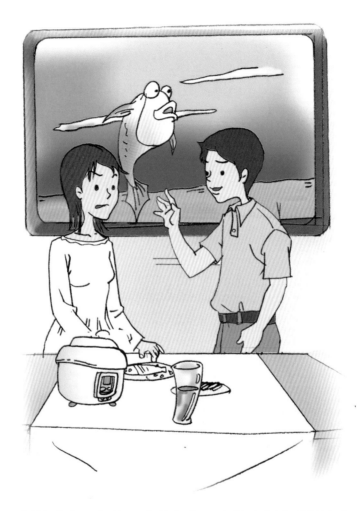

水平開始升高，餐後 1 小時左右，血糖水平上升到 7.8～8.9 毫摩爾 / 升，但血糖水平最高不超過 10 毫摩爾 / 升。這是因為隨著血糖的升高，胰島 B 細胞分泌的胰島素量也隨之增加，使肝糖原生成糖塊，肝糖原的輸出減少及體內各組織對葡萄糖的利用增加，阻止了血糖的升高。此後血糖

迅速下降，餐後 2 小時血糖就逐漸恢復到了空腹時的水平，此時胰島 B 細胞分泌的胰島素也降至餐前水平。這樣，不管每頓飯吃的數量的多少，血糖都是如此變化，每天進食的次數越多，血糖升高的次數也越多。

另外，維持血糖水平穩定的過程中，還需要有多種激素和酶的參與，在這一過程中胰島素發揮著重要的作用。當胰島素分泌不足或作用減弱時，血糖的去路發生障礙，可以導致血糖水平升高，此時，則成為糖尿病。

同樣的道理，如果胰島素分泌過量或外來胰島素使用過量，人體就可能發生低血糖反應。低血糖一般呈發作性。初期表現為饑餓、軟弱無力、心慌、心悸、面色蒼白、出汗等，若不及時處理，血糖繼續下降，可引起精神失常、抽搐，甚至昏迷。

當然，影響血糖水平的還有機體其他疾病，如嚴重肝病和其他內分泌疾病等，但是，嚴重肝病患者可同時伴有肝病的其他症狀及體徵，肝功能化驗多不正常。垂體及腎上腺皮質功能減退，常伴有其他內分泌功能低下的症狀。

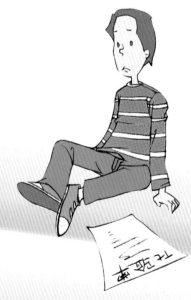

現代醫學如何認識糖尿病的病因

現代醫學認為糖尿病病因有以下幾方面

1 內分泌因素

內分泌系統地組織病變和功能紊亂，特別是胰島素的絕對或相對的分泌不足是本病的重要病因。

① 胰 島

胰島病變（特別是 B 細胞），可引起本病，透過大量動物實驗和臨床觀察均能證實，如患胰腺炎、胰腺癌、創傷等，均可能發生糖尿病。

在人體患胰腺癌腫而切除整個胰腺時，可引起本病，但這類病人在治療上所需胰島素的劑量較臨床中等或重症糖尿病患者所需者為小，故考慮糖尿病的發病除胰腺病變以外，應有其他因素共同參與引起本病。

此外，胰島的 A 細胞能分泌高血糖素，其作用與胰島素相反，因能激活肝磷酸化酶，加速肝糖原分解，使血糖升高，作用類似腎上腺素，在本病的發病學上具有一定意義。

胰島 B 細胞的破壞或功能失常，可以產生糖尿病；但未能證實所有糖尿病都由胰島 B 細胞病變所引起。

②垂體前葉

其分泌的生長激素和促腎上腺皮質激素（特別是生長激素）具有對抗胰島素的作用。從動物實驗所見：垂體前葉制劑可引起高血糖，迫使胰島 B 細胞分泌大量胰島素，來對抗高血糖，若時間過久，可能使胰島 B 細胞功能衰

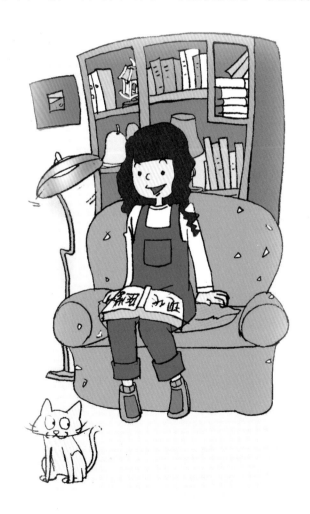

竭，乃至胰島素分泌不足，終於形成永久性糖尿病。在臨床所見，垂體前葉腫瘤（肢端肥大病）會合併糖尿病；兒童患糖尿病的初期，也可見生長發育明顯增快，從而可見本病與垂體前葉的關係。

③ 腎上腺

腎上腺皮質激素對抗胰島素作用，由促進糖原異生和抑制己糖磷酸激酶作用，因而庫欣綜合徵病人也常伴有糖尿病出現，且需用較大劑量的胰島素才能控制。臨床上長期應用大劑量腎上腺皮質激素和促腎上腺皮質激素，也可誘發糖尿病。腎上腺髓質所分泌的腎上腺素有分解肝糖原和增高血糖的作用，因而在嗜鉻細胞瘤患者的高血壓發作時，常有高血糖和糖尿現象，但一般認為糖尿病的發生與腎上腺髓質無關。

④ 甲狀腺

甲狀腺素能促進糖在腸內吸收，能加強肝糖原的分解，並能使代謝率升高而刺激胰島 B 細胞分泌。甲狀腺功能亢進患者，約 3%併發糖尿病，糖尿病患者若發生甲狀腺功能亢進時，則糖尿病病情加重；治癒甲狀腺功能亢進時，則糖尿病病情減輕。總之，甲狀腺素能誘發或加劇糖尿病，在一部分糖尿病的發病上，有一定的作用。

2 精神神經因素

精神創傷和持久性神經緊張會誘發或加重糖尿病；腦部疾患如腦震盪、腦炎等常引起血糖增高和糖尿。這可能

由於各種刺激，影響大腦皮質以及皮質下中樞（特別下視丘），乃至影響腦垂體、腎上腺、胰腺等，亦即由神經和內分泌系統，影響糖代謝而發病。

3 其他因素

① 遺 傳

在糖尿病的發病上，有一定意義。國外報導，患者有糖尿病家族史者占 25%～40%，係隱性遺傳，父母均患糖尿病則後代也會患本病；國內報導，有陽性家族史者僅占 2%～9%。

② 肥 胖

一般認為肥胖者較易得本病，但青年糖尿病患者一般都不胖。國外報導，肥胖者占 70%～80%，但國內報導僅占 20%。當糖在氧化分解、合成糖原或轉化為脂肪而儲存時，均需胰島素參與，肥胖者進食較多，上述轉化過程旺盛，需大量胰島素，會引起胰島素相對不足，刺激胰島 B 細胞分泌，負擔過重，日久則生本病。

綜上所述，糖尿病的病因和發病機制是十分複雜的，不能單純用一兩個因素滿意地解釋全部發病狀況。上述因素，在不同患者或在疾病不同階段，很可能所起作用各不相同。例如，兒童和青年糖尿病患者，遺傳因素較大，但腦垂體生長激素、腎上腺皮質激素與胰島 B 細胞生理活動的綜合因素也較為重要；而在中年以上糖尿病患者，肥胖多食，高級神經活動的緊張狀態可能起主要作用，而其他

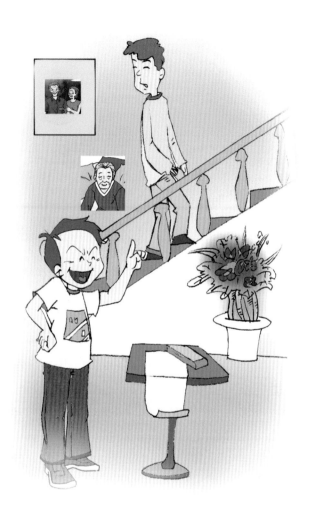

如交感神經系統的興奮與腎上腺髓質功能亢進等也不無關係。因此,在考慮糖尿病的病因與發病機制時,要全面分析,不能固定不變地認為所有糖尿病和整個病程中只有一兩個病因在起作用,而忽略了其他因素的影響。

糖尿病人有哪些主要症狀

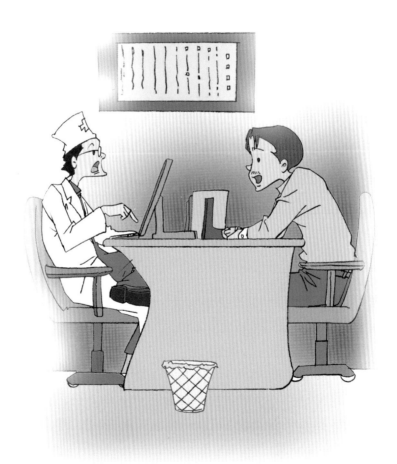

　　早期的糖尿病人多無自覺症狀。常因皮膚反覆化膿感染或排尿後引來蟻蠅聚食而引起注意，經過血、尿化驗後才被發現。有下述「三多一少」的典型症狀者，大多數已屆病程中晚期。

1 多 尿

　　尿量增多，每晝夜尿量在 3000～4000 毫升；可伴有尿次增多，曾有患者日尿 20 餘次。由於血糖過高且不能利用，產生糖尿，使尿的滲透壓增高，腎小管重新吸收減少，帶走大量水分，故血糖越高，排泄糖量越多，則尿量也越多。

2 多 飲

　　口渴喜飲，由於多尿導致機體失水所致。飲水量與失水量大致相仿。

3 多 食

　　善饑多食，因體內不能充分利用葡萄糖，使機體處於半饑餓狀態，遂產生饑餓而貪食。一般需日餐 5～6 次，食量與尿糖含量成正比。但食量增加會使血糖上升更高，尿糖更多，形成惡性循環。若食慾突然下降，應警惕酮中毒或其他併發症的發生。

4 消　瘦

消瘦或體重減輕，進食雖多，但糖尿排出也多，且機體需動用貯存的脂肪和組織蛋白來供應熱量，遂使身體逐漸消瘦。

5 其　他

有軟弱乏力，精神不振，頭暈嗜睡（或失眠），腰酸腿痛，皮膚乾燥和瘙癢（尤以女性陰部瘙癢為多見），女性月經不調和男性陽痿等，這些均是由於糖代謝紊亂影響各器官的功能所致。

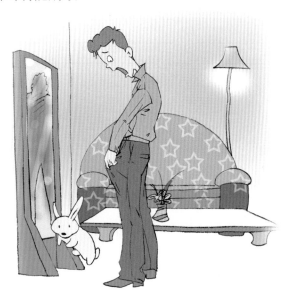

糖尿病的*併發症*有哪些

　　在發現使用胰島素治療糖尿病之前，酮症酸中毒、化膿性感染和結核病等是糖尿病的主要併發症和死亡原因。近年來在使用胰島素及抗生素等治療的基礎上，這些併發症的發病率和病死率已明顯下降。隨著糖尿病患者壽命增加，病程延長，心、腦、腎血管病變已成為糖尿病的主要併發症，占糖尿病患者死亡原因的 70%以上。神經病變也是常見的併發症，通常不是直接致死的原因。

　　上述併發症的發病率與糖尿病輕重程度似無明顯關係，有些輕型及無症狀的糖尿病患者或在典型糖尿病症狀出現前，血管或神經病變已經出現，其發病率常與病程長短、開始治療的遲早、病情控制好壞有密切關係。

1 酮症酸中毒

　　糖尿病加重時，代謝紊亂進一步加劇，血酮體濃度繼續升高，超過體內調節能力，則血 pH 值下降，就會出現酮症酸中毒。此時病人會出現食慾減退，極度口渴，尿量增多，四肢厥冷、昏迷等。

2 感　染

　　癤、癰等皮膚化膿性感染在糖尿病中很常見，常反覆

發生，有時引起敗血症。

皮膚真菌感染如體癬、甲癬、足癬常見，真菌性陰道炎也是婦女患者的常見併發症。以往糖尿病合併肺結核的發病率較非糖尿病者高兩倍以上，病灶多係滲出性乾酪性肺結核，擴展迅速，易形成空洞，近年來發病率已見顯著下降。泌尿道感染中以腎盂腎炎和膀胱炎最常見，有時反覆發作或呈慢性感染，會引起敗血症、腎性高血壓或腎功能衰竭。

腎盂腎炎的嚴重併發症——壞死性腎乳頭炎，表現為急性高熱、血尿及腎絞痛，迅速出現尿閉，但較為罕見。

3 血管病變

糖尿病合併血管病變的發病原理與糖尿病之間的確切關係目前尚未闡明。病變有兩種類型，即大血管病變和糖尿病性微血管病變。大血管病變主要侵犯主動脈、冠狀動脈、大腦動脈、腎動脈，足背動脈等大，中動脈，臨床表現為高血壓及高血壓（及動脈硬化）性心臟病、冠狀動脈粥樣硬化性心臟病、心肌梗塞、腦出血、腦血栓形成等，其發病率和病死率均較非糖尿病者為高，尤以中年以上女性為多，是糖尿病的主要死亡原因。周圍動脈硬化多以下肢動脈硬化為主，表現為下肢疼痛、感覺異常和間歇性跛行等症狀，嚴重者發生肢端壞疽，國內較少見。

糖尿病性微血管病變為糖尿病的特徵性併發症，發生於許多器官和組織，以腎臟病變——腎小球硬化症（也稱

毛細血管間腎小球硬化症）最為重要，是有 10 年以上長期
病史的幼年型糖尿病的主要死亡原因，但成年型病者也常
累及，占本病中 1/3 以上。臨床表現主要是蛋白尿、水腫
及高血壓，早期蛋白尿為間歇性，晚期呈持續性，尿鏡檢

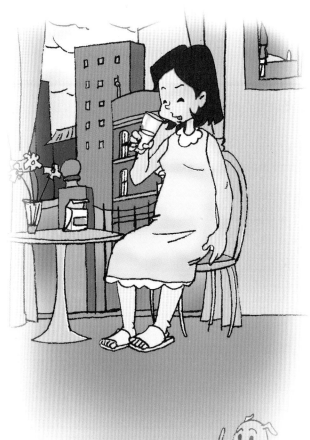

可發現血細胞和管型，血液檢測示總蛋白及白蛋白低下和血脂明顯增高，晚期則會出現氮質血症，且常伴有糖尿病性視網膜病變，最終發生腎功能衰竭。早期確診有賴於腎穿刺活檢。其次為視網膜微血管病變——糖尿病性視網膜病變，是造成糖尿病患者失明的主要原因，眼底檢查可發現微血管瘤、硬性及軟性滲出物、出血及增生性視網膜病變，後者為不良預兆，因隨後常出現玻璃體內出血而造成視網膜剝離。動脈硬化及高血壓性視網膜病變常見，但無特異性。白內障也常見，且較早發生。

近年來發現在糖尿病性微血管病變基礎上發生心肌損害，會驟發心力衰竭與嚴重心律失常而死亡。

4 神經病變

糖代謝山梨醇旁路和微血管病變可能是引起神經病變的主要因素。糖尿病性神經病變包括中樞神經、自主神經和周圍神經，而以周圍神經病變最為常見。

慢性多發性周圍神經炎多表現為對稱性損傷，下肢較上肢嚴重；患者訴下肢或上肢疼痛，為隱痛、痙攣樣或燒灼樣痛，夜間及寒冷時加重，在疼痛出現前常有肢端感覺異常，分佈如襪子或手套，以及麻木、針刺、灼熱或如踏棉墊感，有時伴痛覺過敏。運動神經常累及，出現肌張力減低以致肌肉萎縮或肢體癱瘓。檢查發現早期腱反射亢進，晚期減弱或消失，震動感減弱或消失。

自主神經損害的表現常有瞳孔改變（光反射消失，瞳

孔縮小而不規則，但調節正常），以及多汗或少汗、體位性低血壓、胃排空延緩、腹瀉（常於飯後或夜間發作）、便秘、尿瀦留、尿失禁或陽痿等。

中國醫學認為糖尿病是什麼病

糖尿病在中國醫學屬消渴病範圍。

消渴之名，首見於《內經》。《靈樞・五變》篇說：「五臟皆柔弱者；善病消癉。」

強調指出了五臟虛弱在消渴一證中的意義，對於飲食不節、情志失調等致病因素在本證發生中的作用也分別作了論述；並根據發病因素及臨床表現的不同而有「消渴」「消癉」「膈消」「肺消」「消中」等名稱的記載。

歷代醫學文獻，對本證論述頗詳。《金匱要略》立消渴專篇，提出三消症狀及治療方藥。《外台秘要・消渴消中》篇引《古今錄驗》說：「渴而飲水多，小便數，有脂，似麩片甜者，皆是消渴病也」。又說「每發即小便至甜」，「焦枯消瘦」。對於消渴的臨床特點及其預後已有進一步的認識。《諸病源候論・消渴候》說：「其病變多發癰疽」。《備急千金要方・消渴》篇也指出：「消渴之人，癒與未癒常須思慮有大癰」。《河間六書・宣明論方・消渴總論》又指出，消渴一症，可見「變為雀目或內障」。《儒門事親・劉完素三消論》謂「夫消渴者，多變

聾盲、瘡癬之類」，「或蒸熱虛汗，肺痿勞嗽」。這些描述，說明古代醫家對消渴的兼證也有較深刻的認識。

後世醫家在臨床實踐的基礎上，根據本證「三多」症狀的主次，把本證分為上消、中消、下消三類，如《醫學心悟·三消》篇說：「渴而多飲為上消，消穀善饑為中消，口渴、小水如膏者為下消。」

從本證的臨床特點看，與現代醫學的糖尿病相合。本證主要由於素體陰虛，復因飲食不節，情志失調，勞欲過度而作。

1 飲食不節

長期過食肥甘，醇酒厚味，致脾胃運化失職，積熱內蘊，化燥傷津，發為消渴。

《素問·奇病論篇》說：「此肥美之所發也。此人必數食甘美而多肥也，肥者令人內熱，甘者令人中滿，故其氣上溢，轉為消渴。」《丹溪心法·消渴》篇說：「酒面無節，酷嗜炙煿，……於是炎火上薰，腑臟生熱，燥熱熾盛，津液乾焦，渴飲水漿而不能自禁。」這些描寫都說明了飲食不節和本證發生有密切關係。

2 情志失調

長期的精神刺激，導致氣機鬱結，進而化火，火熱熾盛，消爍肺胃陰津，發為消渴。《靈樞·五變》篇說：「……怒則氣上逆，胸中蓄積，血氣逆流……轉而為熱，

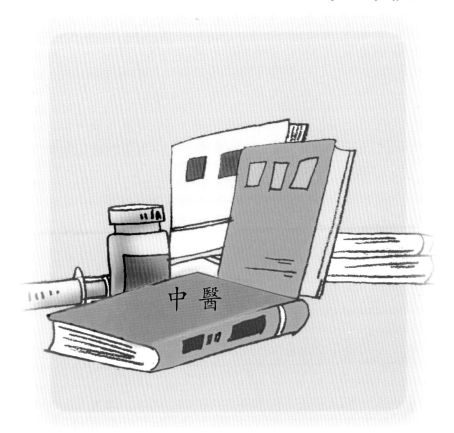

熱則消肌膚，故為消癉。」《三消論》說：「消渴者……
耗亂精神，過違其度……之所成也。」這些論述，都說明
了情志失調，五志過極是發生本證的重要因素。

3 素體陰虛，復因勞欲過度

陰虛之體，房室不節，勞傷過度，更耗陰津，腎陰虧
損、陰虛火旺，上蒸肺胃，遂致腎虛與肺燥、胃熱俱現，
發為消渴。《備急千金要方‧消渴》篇說：消渴由於「盛

壯之時，不自慎惜，快情縱慾，極意房中，稍至年長，腎氣虛竭……此皆由房室不節之所致也。」說明房勞過度，腎虛精傷，與本證的發生有一定的關係。

總觀上述，可知消渴病的病理，主要在於燥熱偏盛，陰津虧耗。而以陰虛為本，燥熱為標；兩者往往互為因果，燥熱甚則陰愈虛，陰愈虛則燥熱愈甚。

病變的臟腑主要在於肺、胃、腎。肺主治節為水之上源，肺受燥熱所傷，治節失職，水液直趨下行，故小便頻數，肺不布津，故口渴喜飲。胃為水穀之海，胃為燥熱所傷，胃火熾盛，故消穀善饑，大便乾結。腎主水，又主藏精，燥熱傷腎，氣化失常，不能主水，故小便量多，腎失固攝，精微下注，故小便混濁而味甜。病變著重在肺、胃、腎三藏，雖可有所側重，但往往又互相影響。如肺燥陰虛，津液失於敷布，則胃失濡潤，腎失滋源；胃熱偏盛，則可灼傷肺津，耗損腎陰；而腎陰不足，陰虛火旺，亦可上炎肺胃。終致肺燥、胃熱、腎虛常可同時存在，多飲、多食、多尿常可相互並見。故《臨證指南醫案‧三消》篇指出：「三消一證，雖有上、中、下之分，其實不越陰虧陽亢，津涸熱淫而已。」

消渴一證，遷延日久，陰損及陽，可見氣陰兩傷或陰陽俱虛，甚則表現腎陽虛衰之候。亦有初起即兼有氣虛或陽虛者，但較為少見。

消渴之病，陰虛燥熱，肺失滋潤，日久會併發肺癆。腎陰虧損，肝失涵養，肝腎精血不能上承耳目，則併發白

內障、雀目、耳聾。燥熱內結，營陰被灼，絡脈瘀阻，蘊毒成膿，發為瘡癤、癰疽。陰虛燥熱內熾，煉液成痰，痰阻經絡，蒙蔽心竅，而為中風偏癱。陰損及陽，脾腎衰敗，水濕瀦留，氾濫肌膚，則成水腫。若陰津極度耗損，陰不斂陽，虛陽浮越，可見面紅，頭痛煩躁，噁心嘔吐，目眶內陷，唇舌乾紅，息深而長等症，最後可因陰竭陽亡而見昏迷，四肢厥冷，脈微細欲絕等危象。

中醫將消渴分為幾種類型

消渴病（糖尿病）多飲、多食、多尿等症狀往往同時並見，但有輕重主次之分，通常把多飲症狀較突出的稱為上消，多食症狀較突出的稱為中消，多尿症狀較突出的稱為下消。因此，對於本證，臨床上當著重辨別上、中、下三消的主次，區別陰虛與燥熱的標本輕重。

大體初起，多屬燥熱為主，病程較長者，則陰虛與燥熱互見，病久則以陰虛為主。治療上，無論上、中、下三消均應從養陰著眼，燥熱較甚時，可佐以清熱，下消病久，陰損及陽者宜陰陽並補。

① 上消（肺熱津傷）

【主證】煩渴多飲，口乾舌燥，尿頻量多，舌邊尖紅，苔薄黃，脈洪數。

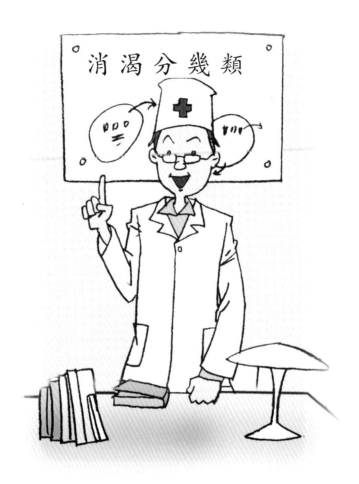

　　【分析】肺熱熾盛，耗液傷陰，故口乾舌燥，煩渴多飲。肺主治節，燥熱傷肺，治節失職，水不化津，直趨於下，故尿頻量多。舌邊尖紅，苔薄黃，脈洪數，是內熱熾盛之象。

　　【治法】清熱潤肺，生津止渴。

② 中 消

【主證】多食易饑，形體消瘦，大便秘結，舌苔黃燥，脈滑實有力。

【分析】胃火炙盛，腐熱水穀力強，故多食易饑。火熱耗傷津血，肌肉失養，故形體消瘦。胃津不足，大腸失其濡潤，故大便秘結。舌黃燥，脈滑實有力，是胃火炙盛之象。

【治法】清胃泄火，養陰保津。

③ 下 消

① 腎陰虧虛

【主證】尿頻量多，渾濁如脂膏，或尿甜，口乾舌燥，舌紅，脈沉細數。

【分析】腎虛無以約束小便，故尿頻量多。腎失固攝，水穀精微下注，故小便渾濁如脂膏，有甜味。口乾舌燥，舌紅，脈沉細數是陰虛火旺之象。

【治法】滋陰固腎。

② 陰陽兩虛

【主證】小便頻數，渾濁如膏，甚則飲一溲一，面色黧黑，耳輪焦乾，腰膝酸軟，甚則陽痿，舌淡苔白，脈沉細無力。

【分析】腎失固藏，不能約束水液，故小便頻數，渾濁如膏，甚至飲一溲一。水穀精微隨尿液下注，無以薰膚

充身，故面色黧黑，耳輪焦乾。腎主骨，腰為腎之府，腎虛故腰膝酸軟。命門火衰，宗筋遲緩，故陰事不舉。舌淡苔白，脈沉細無力是陰陽兩虛之象。

【治法】溫陽滋腎固澀。

糖尿病屬於**遺傳疾病**嗎

糖尿病是一種內分泌——代謝疾病，也是遺傳性疾病。

據研究，有糖尿病家族史比無家族史發病率高得多，為後者的 3～40 倍，其父或其母有糖尿病或雙親皆為糖尿病患者均有很大的遺傳傾向。有人統計，雙親均為糖尿病患者，所生子女約 5%以上有糖尿病。

一般認為。隱性遺傳常隔代或隔數代遺傳，糖尿病患者遺傳給下一代的不是病的本身，而是遺傳易發生糖尿病的體質，即突變基因遺傳，臨床稱之為糖尿病易感性。

資料統計表明，在我國糖尿病的遺傳度為 44.4%～73.8%。證明遺傳對糖尿病的發生有較明顯的作用。2 型糖尿病的遺傳度為 51.2%～73.8%，一般高於 60%。而 1 型糖尿病患者為 44.4%～53.7%，低於 60%。2 型糖尿病比 1 型糖尿病具有更強的遺傳傾向。

糖尿病由什麼基因，以什麼方式進行遺傳，仍是一個有待解決的問題。多數糖尿病專家認為，糖尿病是由於多

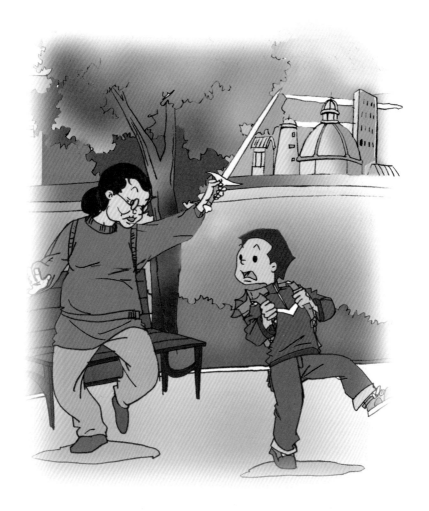

基因變異,使個體產生糖尿病易感性。糖尿病易感者,對
胰島素的適應能力很差,極易發生糖尿病;如果糖尿病患
者的子女注意節食、控制體重和加強運動,則可避免發生
糖尿病。

幼兒糖尿病與成人糖尿病有什麼區別

成人型糖尿病又稱穩定性糖尿病，幼兒型糖尿病又稱脆性型糖尿病，現代醫學認為兩者是有許多區別的。

幼兒與成人糖尿病區別為：

1 幼兒患者多有糖尿病家族史，而成人糖尿病患者則不一定有糖尿病家族史。幼兒糖尿病的胰島素測定值極低，胰島素分泌處於絕對不足狀態，故易導致胰島功能衰竭；成人糖尿病的胰島素含量可稍低或正常，甚至可高於正常，特別是因多食而肥胖的患者，由於早期代償的原因，胰島素的含量反而增多。久之，負擔過重，使胰島素分泌處於相對不足狀態，故易致胰島細胞的功能不全而發生糖尿病。

2 兒童糖尿病臨床表現較成人患者為重，早期不易發現，往往併發嚴重的營養不良，並且常影響小兒的生長發育等。

3 兒童糖尿病起病多急驟，其中半數以酮症酸中毒起病，年齡越小者酮症酸中毒發生率越高，常伴有明顯的「三多一少」症狀，以脆性糖尿病者居多；成人糖尿病發病緩慢，早期有肥胖症狀，輕型占 75%以上。

4 慢性併發症中兒童糖尿病者與成人糖尿病者不同，

以在微血管病變基礎上，發生的腎臟病變和視網膜病變較多見。

　　5 兒童糖尿病的治療，以終身胰島素替代補充為主，並注重適宜的飲食治療。因兒童處於生長發育階段，故飲食控制不能太嚴，應保證營養。值得提醒的是，胰島素治

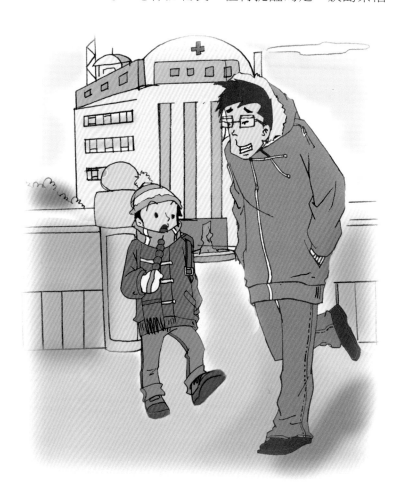

療不可中斷，中途停用或不適當地減量，常導致酮症酸中毒而威脅生命。成人糖尿病輕型者，是以飲食治療、運動療法為主；中度者在飲食、運動的基礎上可加服降血糖藥物；重度或有併發症者，可考慮使用胰島素治療。

兒童糖尿病的診斷標準：

兒童糖尿病的診斷標準要比成人嚴格。兒童的正常血糖水平：空腹血糖 < 7.3 毫摩爾／升（130 毫克／分升），口服葡萄糖後 2 小時 < 7.8 毫摩爾／升（140 毫克／分升）。有典型糖尿病症狀，並且在 1 天中的任何時候，查血糖值都 ≥ 11.1 毫摩爾／升（200 毫克／分升），或者不止 1 次空腹血糖值 ≥ 7.8 毫摩爾／升（140 毫克／分升）；服糖後 2 小時及空腹至服糖後 2 小時，血糖均 ≥ 11.1 毫摩爾／升（200 毫克／分升），即可作出診斷。

兒童糖耐量減低（IGT）診斷標準：空腹血糖 < 7.8 毫摩爾／升（140 毫克／分升），服糖後 2 小時血糖 > 7.8 毫摩爾／升（140 毫克／分升），甚至服糖後 2 小時及空腹至服糖後 2 小時的血糖 > 11.1 毫摩爾／升（200 毫克／分升）時，均屬糖耐量減低。

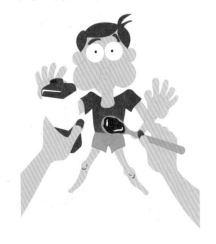

老年性糖尿病有何特點

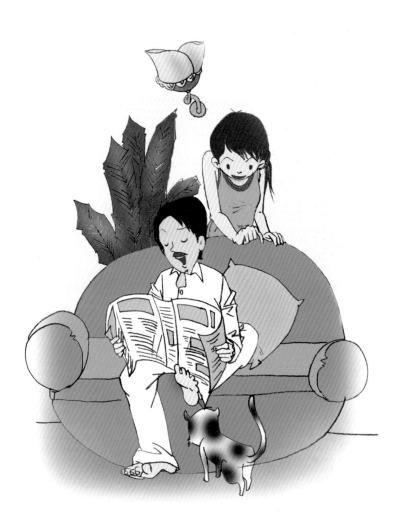

老年性糖尿病特點如下：

1 老年糖尿病，大多數屬於非胰島素依賴型，往往無症狀或僅有輕微的症狀，病情輕，起病隱匿，「三多一少」症狀隨年齡的增長而減輕，故易漏診。

2 老年糖尿病有時僅有各種慢性併發症的臨床表現，如冠心病、動脈硬化、高血脂症、高血壓、肥胖症、糖尿病性神經病變、腎臟病變及眼底病變等表現，有時先發生腦血管意外，或因併發心肌梗塞、心律失常、心力衰竭時偶然發現。諸如此類，臨床上往往對糖尿病容易忽視，因而易誤診並影響及時治療。

3 老年糖尿病較多併發心血管系統疾病，如併發心肌梗塞多為無痛性；併發神經病變時，多失去痛覺，各種刺激反應不敏感。此類糖尿病併發症，可見於不少無明確糖尿病病史者，故臨床上必須注意，方可避免漏診、誤診。

4 由於老年患者存有不同程度的動脈硬化，尤其腎小動脈硬化，使腎小球濾過率減少，腎糖閾升高，尿糖陽性率降低，則尿糖試驗不易確診，必須檢查血糖方可明確診斷。

5 有糖尿病家族史或有肥胖症的老人應做相關化驗檢查，必要時做糖耐量試驗。

6 有間歇跛行的老人或空腹血糖 >6.9 毫摩爾 / 升的老人，需做糖耐量試驗。

總之，老年糖尿病大多病情輕、無症狀或無體徵且多隱匿，必須高度警惕才可能較早發現。

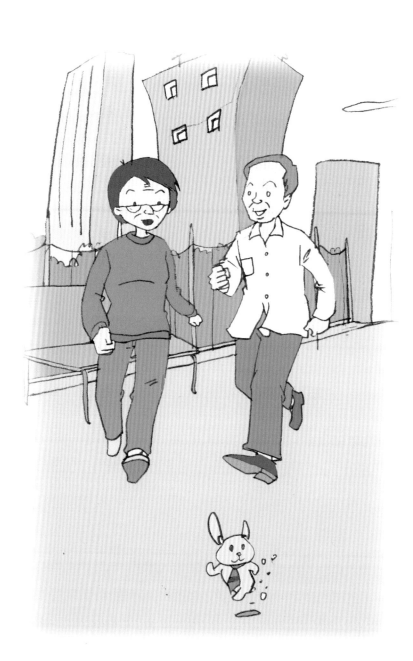

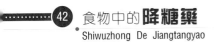
防治糖尿病的方法有哪些

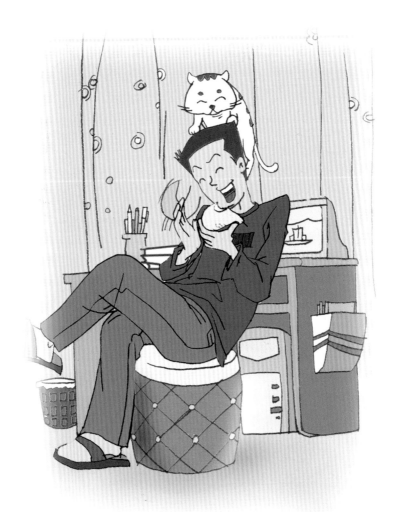

1 預防糖尿病的方法

① 瞭解糖尿病的有關知識，正確認識及瞭解本病，以積極配合醫生治療。

② 避免多食、肥胖、感染等與糖尿病有關的誘因。

③ 早期發現可疑症狀。

④ 合理控制飲食，對藥物治療的患者，必須堅持服藥。

⑤ 學會自測尿酮、尿糖，作好四段尿記錄，有助於觀察病情。

⑥ 學會預防並自救低血糖的方法。

⑦ 長期隨訪，定期復查，不斷瞭解全身情況及心血管、眼底、神經和腎臟等功能狀態，儘量做到在糖尿病臨床症狀出現之前，預防及減少各種急、慢性併發症的發生。

2 治療糖尿病的方法

① 飲食療法

許多食物有降血糖的作用，如蕎麥、燕麥麩、豆製品、黑芝麻、柚子、銀耳等，糖尿病人宜常食此類食物，以防治糖尿病。

② 控制飲食

每個病人都應該注意飲食控制。凡病情較輕，症狀不顯著，年齡較大，肥胖而無併發症的，可單獨用飲食療

法。根據病人勞動量和病情,調整飲食,肥胖者可較嚴
格。

a. **主食**:根據勞動強度規定一日主食量:休息者 4～5
兩(200～250 克),輕度勞動者 5～6 兩(250～300 克),
中度勞動者 6～8 兩(300～400 克),重度勞動者 8～10
兩(400～500 克)。一日主食分配,可按工作及以往習
慣,但應相對固定,以利於藥量調節。治療初主食量可略
低於規定量,病情控制後逐漸增加主食量。

b. **副食**:一般按普通的進食量,消瘦者、兒童及有肺
結核等疾病者適當增加豆製品、瘦肉等含蛋白質較多食
物。燒菜時多放些油。

有些體力勞動較重者,則每日主食量可略增加或調整
副食品量。

如果經過 2 週時間的治療,飲食控制已減至相當少,
尚不能控制病情時,應該採用口服降血糖藥物或胰島素治
療。

③口服降血糖藥物

近年來常用的有兩大類:

a. **磺脲類**:毒性最小,臨床應用最廣的是甲磺丁脲
(D_{860}),一般於飯前口服,每日 1～3 次,每次 0.5 克,
最多可達每日 3.0 克。這類藥物對於年齡較大(45 歲以
上)、體胖、病情輕的病人有良效。一般於口服後半小時
已有降血糖作用,可維持 4～8 小時。副作用少見,偶有皮
膚蕁麻疹、紅斑,很少數有噁心、頭暈、發熱、黃疸、粒

細胞減少、血小板減少性紫癜、低血糖反應。但是,久用後不少病人會失效。

b.**雙胍類:**最常用的是苯乙雙胍,每日 2～3 次,每次 25 毫克,口服。每日劑量超過 100 毫克時,副作用較多見,早期有厭食、噁心、嘔吐、腹瀉,晚期有疲乏軟弱,體重減輕等。使用時宜從小劑量開始。

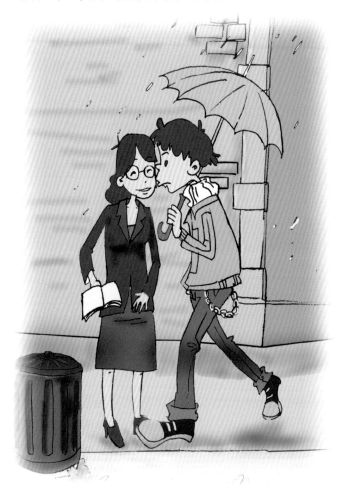

④胰島素治療

凡有酮症酸中毒、顯著消瘦、口服降血糖藥物不易控制的糖尿病都常採用胰島素治療，懷孕或將施行外科手術、幼年型病人也應該給胰島素治療。

常用的胰島素有 3 種：一種是正規胰島素，有水劑及粉劑兩種，作用快而短，皮下注射後半小時血糖下降，2～4 小時血糖達最低濃度，可維持 6～8 小時；

第二種是長效胰島素，如魚精蛋白鋅胰島素，作用慢而長，皮下注射後 4～8 小時開始作用，14～20 小時才達高峰，歷時 24～26 小時而消失；

第三種是中效胰島素（如中性魚精蛋白胰島素或用正規及長效的混合劑），皮下注射後 8～12 小時血糖下降最明顯，可維持 18～24 小時。凡初次採用，可先使用正規胰島素，每日 3～4 次，餐前半小時注射。根據尿糖多少決定劑量，輕者（尿糖 +～++）初始劑量用 4～8 單位，重者（尿糖 +++～++++）初始劑量為 12～16 單位，在開始時要經常檢查小便，最好每日 3～4 次，以便調節每餐前注射的胰島素劑量。當劑量確定後，如每日劑量較小者（＜50 單位）可改用長效胰島素，每日注射 1 次；如劑量較大的，可使用正規和魚精蛋白鋅胰島素混合劑或中效胰島素。劑量必須按病情輕重、進食量、體力活動情況、有無併發症、對胰島素的敏感度及反應、精神情況等因素而決定。在胰島素治程中應該注意防止低血糖反應等副作用。如果胰島素劑量減至較小時，在部分病人中可改用口服降血糖

藥物治療。

⑤對酮症酸中毒的治療

當病人發生糖尿病酮症酸中毒而病情較重的，應該迅速給正規胰島素。劑量視病情而定，病情嚴重時，一次可

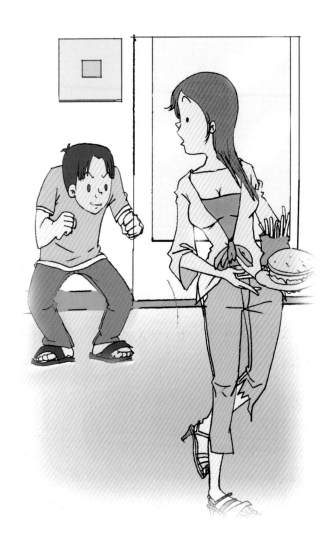

給 100～200 單位，部分經皮下，部分經靜脈注射。失水者開始時給生理鹽水注射，當血糖下降到相當濃度時，再給 5%葡萄糖水。酸中毒嚴重者可給 11.2%乳酸鈉溶液或 5%碳酸氫鈉溶液。隨時注意臨床表現，測定血壓、心率、尿量，並化驗血糖、血酮、尿糖、尿酮、二氧化碳結合力等，以便決定治療措施，同時還要注意電解質，尤其是鉀離子濃度，隨時作必要的調整。

⑥中醫中藥治療

生地 12～30 克，女貞子、枸杞子、天冬、麥冬各 6～12 克，鮮石斛、花粉各 9～15 克，葛根 3～6 克，玉竹、山藥各 9～15 克，玉米鬚 15～30 克，知母 9～15 克，生石膏 30 克，並按症狀加減，對於症狀控制常有療效。

過分限制食物對糖尿病病人有益嗎

過分限制食物對糖尿病病人無益，反而有害，其理由如下：

1 飲食是血糖的主要來源，以維持體內血糖的日常所需。空腹時，75%的血糖由肝糖原分解，25%來自糖的異生。

2 葡萄糖是體內能量的主要來源。若不吃主食或進食過少，葡萄糖來源缺乏，體內就必然要動用脂肪；脂肪分

解生成脂肪酸，在體內氧化後釋放出能量；由於脂肪酸產生過多，常伴有酮體生成，經腎臟代謝排泄，會出現酮尿。因此，無論正常人或是糖尿病患者，每日主食不能少於 150 克，使碳水化合物攝入量不能太少，否則容易出現酮尿。

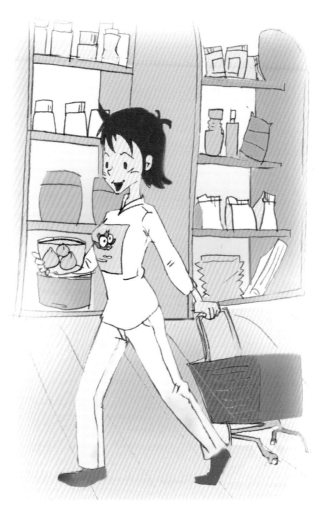

3 不吃飯也可以出現高血糖。長此以往，對病情的危害是不能合理使用降血糖藥，容易出現低血糖，因基本營養素減少，使人體消瘦、抗病能力下降，易發生感染。

4 饑餓狀態容易導致各種併發症。不吃主食易使機體處於饑餓狀態，為了補充體內所需熱量，只能動員機體中蛋白質、脂肪進行糖的異生，則易導致高血脂症、酮症、饑餓性高血糖，容易出現各種併發症，使病情反覆或加重，給治療帶來困難。

5 病人血糖升高會造成許多假象，不能合理使用降血糖藥物，容易出現低血糖。另外，饑餓性高血糖易出現各種中毒症狀，使病情加重。

哪些食物有**降糖**作用

現代醫學研究證明，麩皮、蕎麥、豆製品等食物，富含食物纖維，可降血糖，減少糖尿病患者對胰島素和藥物的依賴性；柚子、薺菜、苦瓜等食物均含有胰島素樣的成分，既營養豐富，又可降血糖；桃、楊梅、櫻桃等水果類食物中均含有果膠，可增加胰島素的分泌量，使血糖降至較低水平；黑芝麻、蔥、茶等食物，能夠增強人體抵抗力，改善因為少吃澱粉而造成的乏力等症狀。

中醫學認為，糖尿病病因多為陰虛燥熱，治法則以清熱潤燥、益氣養陰為主。食療時，一般讓患者常食清熱解

毒、寒冷滋潤的食物。如荸薺、雪梨、銀耳、白合、蓮
子、綠豆、苦瓜、柚子、海帶、薺菜等食品。

現分類介紹降糖與防治糖尿病的食物：

1 主食品類

蕎麥、燕麥麩、紅豆、綠豆、黑芝麻、大豆、花生

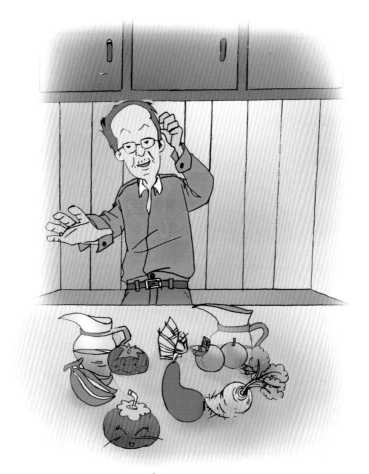

等。

2 果品類

柚子、桃子、楊梅、雪梨、櫻桃、鳳梨、荸薺、核桃仁等。

3 蔬菜野菜類

薺菜、百合、南瓜、空心菜、苦瓜、蔥頭、豆製品、大蒜、菜豆、捲心菜、香菇、芹菜、冬瓜、絲瓜、海帶、蘿蔔、竹筍、黃瓜、馬齒莧、牛蒡根等。

4 其他類

銀耳、蓮子、茶、枸杞子等。

需要說明的是，上述食品有降血糖及防治糖尿病的作用，但也含有澱粉或葡萄糖，食用原則宜常食，但不宜一次過量食用。

糖尿病病人應忌食哪些食物

糖尿病病人應忌食的食物為為：

1 含糖量過高的食物。如鮮桂圓、甘蔗汁、糕點、果脯、蜜棗、葡萄乾等，糖尿病病人應禁止食用。

2 糖尿病患者當體質處在燥熱時，應忌食助熱生火、香燥傷陰食品，如蔬菜中的韭菜、蒜苗、辣椒、薑、胡椒、香菇、茴香、芹菜等；肉類中的狗肉、驢肉、羊肉、

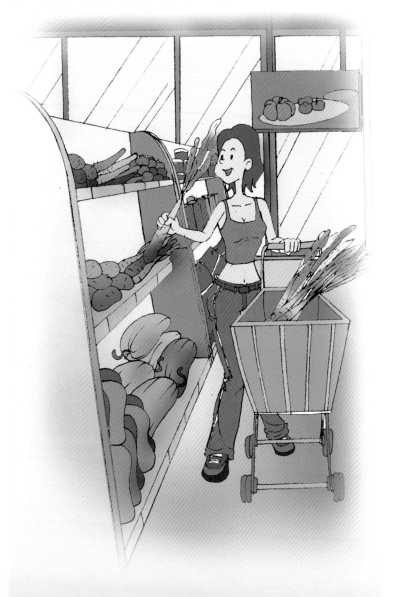

鹿肉等；海鮮中的帶魚、螃蟹、蚶子等。

3 糖尿病患者除了要辨證選食外，還要注意食物之間的配伍情況，茲列如下：

① 豬肉與馬肉、牛肉、羊肉、蕎麥同食，食之則病；與雞蛋、鯽魚、黃豆同食，易引起氣滯；與龜肉、蟹肉同食傷人。

② 雞肉忌胡蒜、芥末、糯米、李子、狗肉、鯉魚；與兔肉同食令人瀉泄。

③ 雀肉不能和豬肝、白木耳同食。

④ 鴨蛋忌鱉肉、李子、桑葚。

⑤ 豬肺與菜花同食，令人氣滯。

⑥ 豬肝忌魚類，食則生癰疽；與蕎麥麵、豆漿同食易患痼疾；與鯉魚腸子同食則傷人神氣。

⑦ 狗肉同蒜食用損人元氣。

⑧ 兔肉忌雞肉。

⑨ 鱉肉忌兔、鴨、豬肉、莧菜、雞蛋。

⑩ 鯽魚忌鹿肉、豬肉、芥菜、砂糖。

⑪ 鯉魚忌狗肉、豬肝。

⑫ 鱔魚忌豬肉、狗肉、狗血。

⑬ 龜肉不可與果酒及莧菜同食。

4 食物與藥物之間、藥物與調味品之間的禁忌和相反情況，茲列如下：

① 豬肉反楊梅、桔梗、黃連、胡黃連、蒼朮、商陸、畏杏仁、百合。

②豬血忌與地黃、何首烏同服。

③豬心忌與吳茱萸同食。

④鱉肉忌芥子、薄荷、莧菜。

⑤鯉魚忌砂仁、天門冬。

⑥雞肉忌芥子。

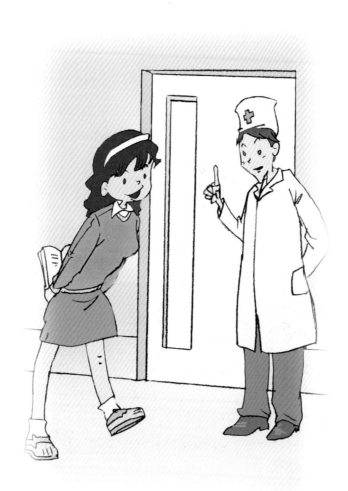

⑦ 雀肉忌白朮、李子。

⑧ 蜂蜜忌土茯苓、威靈仙。

⑨ 茶葉忌鐵屑。

⑩ 服用補益劑忌食萊菔子及大寒大涼食品。

⑪ 服用荊芥後忌食魚、蟹。

⑫ 服用威靈仙、土茯苓應忌茶葉。

⑬ 羊肉反半夏、石菖蒲。

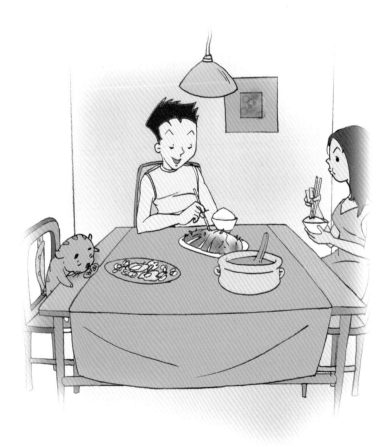

⑭ 鯽魚反厚朴，忌麥冬、沙參。

食物於烹調時，對鹽、醬油、醋、蔥、薑、大料等調味品，可據需要隨意選用，但忌過量，應以清淡為佳。

蕎麥有降糖祛脂的雙重功效

提起蕎麥，人們大多只知它是一種可食的雜糧，其實蕎麥不但營養豐富，還有降低血糖祛脂的雙重醫療功效。

蕎麥麵富含食物纖維，其粗纖維素含量每 100 克高達 6.5 克，為玉米麵的 3.5 倍、絲瓜的 8 倍。所含的食物纖維能改善糖代謝，降低餐後血糖，有利於糖尿病患者的血糖控制。同時，還能飽腹以減輕饑餓感，刺激消化液分泌，增加腸道蠕動，以防治便秘的發生。

從營養學的角度看，蕎麥所含的蛋白質比大米、白麵更為豐富。蕎麥含有的脂肪中有 9 種脂肪酸，其中最多的是油酸和亞油酸。油酸在人體內可以合成花生四烯酸，它有降低血脂的作用，因此，常食蕎麥可防治糖尿病性高血脂症。

蕎麥所含的微量元素和維生素等營養物質也是出類拔萃的。有資料報導，蕎麥麵含有的維生素 B_1 和維生素 B_2 比小麥麵粉多 2 倍，比尼克酸多 3～4 倍。另外，蕎麥麵中還含有其他食物所不具有的芸香甙（蘆丁）。尼克酸和芸香有降血脂的作用，是治療高血壓、冠心病的重要藥物。

因此，長期食用蕎麥可防治糖尿病性高血壓和糖尿病性冠心病。

蕎麥麵中所含的礦物質高於其他天然食品，含量為精白米和小麥麵粉的 2～3 倍。其中鐵的含量為小麥麵粉的 3 倍以上；鎂的含量比大米、小麥麵粉高 11 倍。鎂能促進人體纖維蛋白溶解，使血管擴張，抑制凝血酶的生成，具有抗血栓的作用。可見，常吃蕎麥麵也可防治糖尿病性腦血栓的形成。

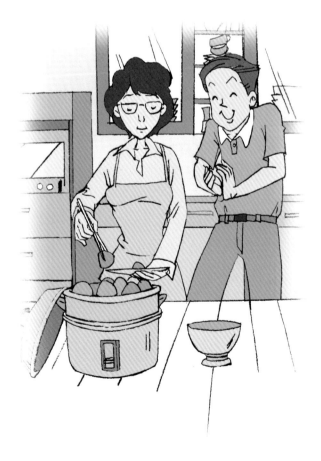

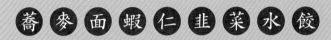

【原料】蕎麥麵粉 200 克，小麥麵粉 300 克，鮮蝦仁 400 克，豬肉末、韭菜各 150 克，醬油、鹽適量，味精 3 克，香油 20 克，蔥薑末各 5 克。

【製法】

（1）將麵粉和成餃子麵餳 10～15 分鐘。

（2）將韭菜擇好洗淨切成末，將鮮蝦仁剁碎，豬肉末加醬油、香油拌勻，然後將韭菜末、鮮蝦一起放入肉末中，加蔥薑末、精鹽、味精，拌勻成餡。

（3）將麵團放在案板上，製成 50 克 5～6 個的劑子，擀成圓形片，將餡包入捏成餃子。

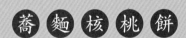

【原料】小麥麵粉 100 克，蕎麥麵粉 500 克，核桃仁、杏仁適量，青紅絲、桂花適量，豬油 250 克，香油 200 克。

【製法】

（1）將麵粉 600 克和 250 克熱化晾涼的豬油糅合成油麵團。另一半麵粉用溫水糅合成麵團。將麵團揉透製成 40 個劑子按扁。油麵團也製成 40 個麵團，用麵團包住油麵團待用。

（2）將蕎麵蒸熟與香油、桃仁、杏仁、青紅絲、桂花放在一起拌成餡。

（3）將麵劑擀成麵皮，將餡包入，擀成 3 公分左右厚的餅生坯，放入餅鐺上用溫火烙 7 分鐘左右即可出鍋食用。

註：糖尿病人食量等要按前述內容嚴格掌握。

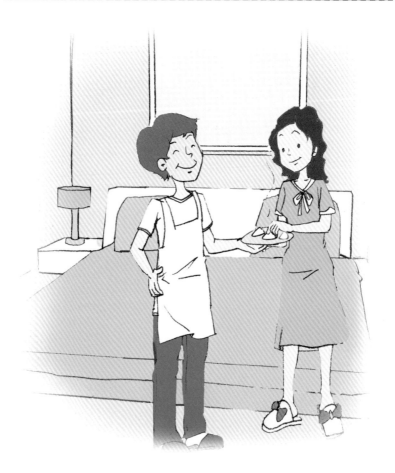

佳食聖藥黑芝麻

　　儘管不少人經常食用芝麻油，但很多人都對黑芝麻並不十分瞭解。黑芝麻又名胡麻、油麻、脂麻、黑脂麻、烏麻子，我國各地均有栽種。芝麻可以做調味品食用，更可以作為滋補強身之佳品。它的莖、葉還可作藥用。黑芝麻是芝麻中的一個獨特品種，它的醫療保健功效比普通芝麻更好。

　　營養學家研究證明，每 100 克黑芝麻含熱量 692.5 焦耳（165.5 卡），維生素 A 36 毫克，鈣 55 毫克，維生素 B_1 0.341 毫克，鎂 25 毫克，蛋白質 6.5g，維生素 B_2 0.341 毫克，磷 53 毫克，維生素 C 51 毫克，鐵 2.59 毫克，鈉 14 毫克。

　　從黑芝麻所含營養素中不難看出，常食黑芝麻對降低血糖水平、改善因少吃澱粉而造成的乏力等症狀以及增強人體抵抗力是非常有益的。

　　黑芝麻味甘、性平，具有補血明目、袪風潤腸、生津養髮、補肝通腎等功效，是防衰老和健腦的保健食品。它能夠調理胃腸功能，促進乳汁分泌，是女性不可缺少的美容食品，還對便秘、腰疼、四肢乏力、產後貧血有較好療效。長期服用黑芝麻，對於慢性神經炎、末梢神經麻痺、高血壓等症有一定治療作用。黑芝麻榨出的油也是一種促

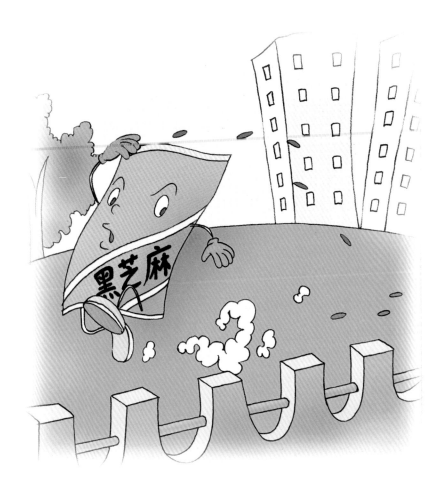

凝血藥，可用於治療血小板減少性紫癜和出血性疾患。

　　傳說土耳其人將芝麻液化開來，再製成膏狀稱「塔西尼」，是極富營養的食物，土耳其的角力賽聞名於世，就是他們以容易消化而吸收迅速的「塔西尼」為常食。世界運動會游泳冠軍的澳洲選手羅斯，是個素食主義者，芝麻

也是他常吃的食品。

在食法方面，黑芝麻可製成糊、熬粥、做羹、搗成黑芝麻泥、做湯食用。

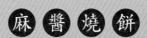

【原料】麵粉 500 克，芝麻醬 50 克，芝麻適量，花椒鹽適量，醬油、鹼麵少許，植物油適量。

【製法】

（1）將麵粉放入盆中，加少許鹼麵，用溫水和成麵團，揉光潤，分成兩塊。

（2）芝麻醬放入小碗內，摻入花椒鹽，用少許植物油調勻。

（3）將少許植物油刷在案板上，取麵團一塊，放在案板上揉搓成圓條，橫著按扁，擀成 18 公分寬的麵片，然後用左手（拇指在上，其他四指在下）將麵片左端托起，反腕向右方一甩，「啪」地一聲落在案板上，這時麵片即已翻轉過來，並已甩成約 60 公分長。在上面抹勻一層芝麻醬，用右手壓住面片一端，左手將另一端向外抻，約抻成 1 公尺長，再捲成捲，揪成五個麵劑。

（4）將麵劑平放在左手的四指上，用右手拇指先在面劑中間按一下，再將兩端的斷面合攏，雙手拇指、食指會同捏在一起，即呈圓球形狀，收口朝下，放在案板上，按成圓餅，然後在餅面上刷上一層醬油，沾上芝麻。

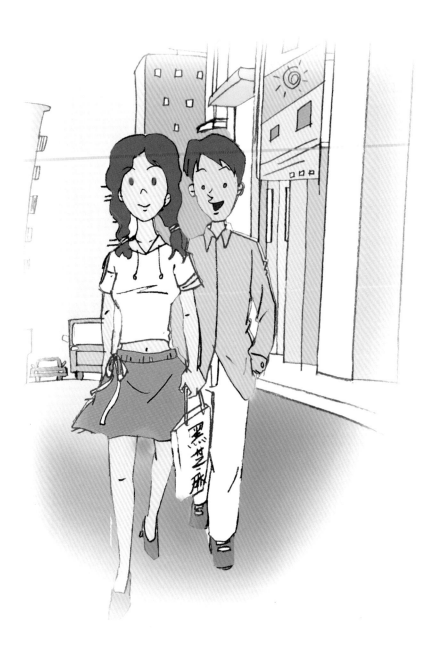

（5）餅鐺放在微火上燒熱，將圓餅逐個放入，先烙好背面，再烙有芝麻的一面。兩面都烙成淺黃色後，放入烤盤內，用微火烤至呈金黃色並略微鼓起時即可取出，趁熱食用。

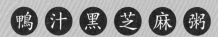

【原料】大米 200 克，鮮鴨湯 500 克，黑芝麻 20 克，精鹽適量，味精 2 克，蔥薑末各 3 克。

【製法】

（1）將鮮鴨湯倒入鍋裏，上火煮沸，將渣和浮沫撈出。

（2）將大米洗淨放入鍋中，再放入蔥薑末、鹽，煮至爛熟，放入味精即可。將黑芝麻炒熟擀碎。食用時撒入碗中。

燕麥麩對糖尿病有何益處

燕麥又稱野麥、雀麥。我國自古以來就有栽培歷史，在中國的河北、山西、內蒙、四川、甘肅、寧夏等省區高寒地區已成為主要產區。燕麥資源非常豐富，品種優良；燕麥的營養價值，不低於小麥、大麥。

燕麥麩是指燕麥的麩皮，據分析，每 100 粒燕麥麩中

含有熱量 209 焦耳（50 卡），維生素 A 4.2 毫克，鈣 5 毫克，維生素 B₂ 0.01 毫克，鎂 4 毫克，蛋白質 0.3 克，維生素 B₆ 0.05 毫克，磷 11 毫克，維生素 C 2.28 毫克，鐵 0.2 毫克，糖類 12.1 克，鈉 3 毫克，鋅 0.1 毫克，纖維 5.5 克。

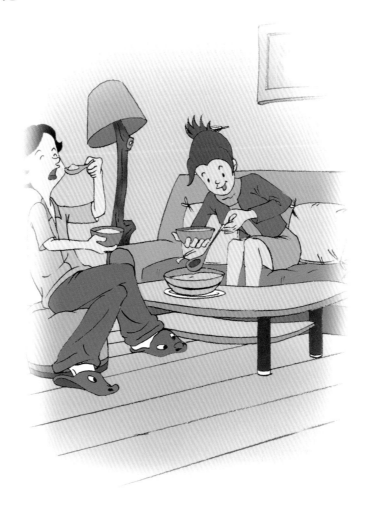

麩皮是最理想、最經濟、最方便的高纖維食品。麩皮含纖維素 18%左右，還含有豐富的蛋白質、維生素、礦物質等各種營養素。但因其口感差，味道不佳，習慣上不作食用。其實，採取蒸煮、加醋、乾燥等簡單的加工過程，就能除去麩皮本身的氣味，使味道變香，食感清爽可口，常見的麩皮麵包、麩皮餅乾等就是這樣加工製成的。

以麩皮為主要成分的系列食品是糖尿病患者最理想的高纖維食品，應多食用。近年來許多專家紛紛報導，進食粗糧比細糧益處多。富含食物纖維的麩皮食品可影響血糖水平，減少糖尿病患者對胰島素和口服降糖藥物的依賴性，並能防止熱量過剩及控制肥胖的作用。這是因為高纖維素食品可延緩胃排空時間，增加飽腹感，使攝入的食物和熱量減少，有利於控制糖尿病病情。因此，糖尿病患者如果希望減肥和降血糖，請常吃麩皮系列食品。

值得稱道的是，燕麥麩（燕麥康）還有降低膽固醇、防治心腦血管病的作用，美國肯塔基大學醫學院的詹姆斯·安迪遜博士，每天早餐食用 1 碗熱的含有燕麥糠的麥片，其餘兩餐吃 4 個含有燕麥糠的餅子，這樣他每天食入的燕麥糠量為 85 克左右。5 週之後，他血液中的膽固醇驟減。安迪遜指出，對於 85%的人來說，每天食用 43 克的乾燕麥糠，一方面可以使對身體有害的膽固醇（低密度脂蛋白）快速下降 20%；另一方面又能讓有益的膽固醇（高密度脂蛋白）上升 15%左右。

中醫認為，燕麥味甘，性平。具有補虛健脾、滑腸、

止血之功效。可適用於治療病後體虛、盜汗、血崩、便秘等病症。

在燕麥麩食用方面，既可以買燕麥麩系列食品，如燕麥麩餅乾、燕麥麩糊等食用，也可直接買燕麥麩熬粥食用。

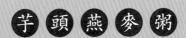

【原料】芋頭 50 克，燕麥米 50 克，淨水適量。

【製法】

（1）芋頭洗淨去皮，切成斜刀塊，燕麥米淘洗乾淨，同放入鍋中，倒入適量清淨水。

（2）鍋置火上，先用旺火燒至湯沸，再轉用小火煮熟。

（3）將粥盛入碗中，調勻作早餐食用。

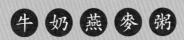

【原料】牛奶適量，燕麥米 50 克，淨水適量。

【製法】

（1）燕麥米淘洗淨，放入沙鍋中，倒入適量清淨水。

（2）沙鍋上火，煮粥如常法，待粥八成熟時，淋入牛奶調勻。

赤小豆有何藥用價值

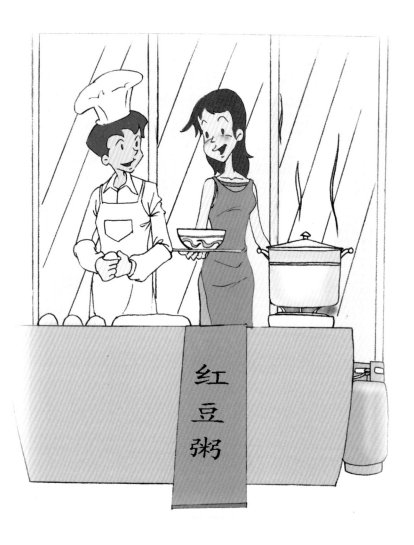

红豆粥

在諸多糧食中，赤小豆的知名度雖很高但卻不被人重視。雖然菜譜上沒有它，但家庭餐桌上卻少不了它的席位。傳說古代有一女子，因為丈夫死在邊疆，她悲痛欲絕哭死於樹下，化為紅豆，於是人們又稱它為「相思子」。赤小豆為豆科植物赤小豆或赤豆的種子，也稱紅小豆、紅豆、小紅綠豆等。赤小豆主產於長江以南，以廣東、廣西、江西產者為良，赤豆全國大部分地區均產。赤小豆呈圓柱形稍扁，直徑約 3 毫米，種皮赤褐色或稍淡，兩者皆為食用，而藥用以赤小豆為好，赤豆次之。以乾燥、顆粒飽滿光澤、色赤發暗者為佳。

據分析，每 100 克赤小豆中含有熱量 247 焦耳（59卡），維生素 B_1 0.01 毫克，鈣 11 毫克，維生素 B_2 0.06 毫克，鎂 16 毫克，蛋白質 1 克，鉀 180 毫克，維生素 B_6 0.03 毫克，磷 27 毫克，維生素 C 51 毫克，鐵 0.4 毫克，鈉 6 毫克，鋅 0.3 毫克，纖維 0.3 克，灰分 0.5 克。

從其營養成分上可以看出，赤小豆屬於高纖維素食品。現代醫學認為，赤小豆有降低血糖、降低血脂的雙重作用。此外，赤小豆還可用於治療心臟性和腎臟性水腫、肝硬化腹水、腳氣病水腫和瘡毒等症，因其煎劑對金黃色葡萄球菌、痢疾桿菌等病菌有較強的抑制作用。赤小豆芽，為赤小豆經水浸泡發芽而成的豆芽，適用於治療便血、妊娠胎漏。

赤小豆味甘、酸，性平，具有利水除濕退黃、消腫解毒排膿之功效，可治療水腫腹脹濕腳氣、瘡腫惡血不盡、

產後惡露不淨、婦女經水淋漓不盡、痔瘡出血、腸癰腹痛、濕熱黃疸、熱毒癰腫、畜肉中毒、丹毒、腮頰腫癰、風疹塊等病症。

食用赤小豆時，煮粥、煮飯或做成豆沙包都很受人們歡迎。

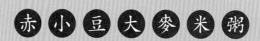

赤小豆大麥米粥

【原料】赤小豆 75 克，大麥米 75 克，桂花少許，淨水適量。

【製法】

（1）赤小豆去皮，洗淨切成小片，大麥米淘洗乾淨，同入鍋加入適量淨水待用。

（2）鍋置火上，先用旺火煮至湯沸，再轉用小火煮至粥熟。

（3）將桂花撒入粥鍋調勻即成。

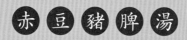

赤豆豬脾湯

【原料】赤小豆（發芽）120 克，豬脾臟 1 具，精鹽 2 克，麻油 1 克。

【製法】將豬脾洗淨，切片瀝乾。將赤小豆洗淨，放於沙鍋中，注入清水 300 毫升，大火燒開後，轉用小火煮至即將酥爛時，再下豬脾，繼續用小火煮熟，加入精鹽，

淋麻油，調勻。分 2 次服。趁熱食豆和豬脾，喝湯。

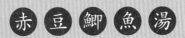

【原料】赤小豆 120 克，陳皮 10 克，鯽魚 1 尾（重約 200 克），生薑 5 克，料酒 5 克，醬油 3 克，精鹽 3 克，味精 0.2 克，胡椒粉 1 克，麻油 3 克。

【製法】生薑、陳皮均洗淨切絲，鯽魚刮鱗去鰓，剖腹去內臟，洗淨，一起放於碗中，加入料酒、醬油和精鹽，拌和均勻，醃漬入味。將赤小豆淘洗乾淨，放於沙鍋中，注入清水 400 毫升，煮至酥爛，再下鯽魚，同煮至魚熟透。加味精，撒胡椒粉，淋麻油。分 1～2 次服。趁熱食赤豆和魚肉，喝湯。

柚子含有胰島素樣成分

柚子是現在人們常食的水果之一，很受大家的青睞和喜歡。它又名胡柑、文旦，為芸香科植物柚的成熟果實。原產中國和印度、馬來西亞、臺灣等地。知名的品種有廣東、江西、湖南等地產的「金蘭柚」，酸甜馨香；湖南的「安江香柚」，歷史上曾作貢品；湖南大庸縣的「菊花心柚子」，汁多甜嫩，此柚樹體較大，單株掛果多的可達

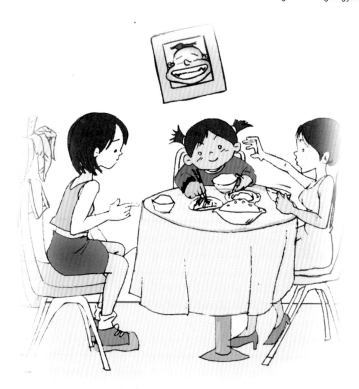

1000 顆；廣西的「沙田柚」，口感極佳，鮮美宜人；福建、浙江、臺灣麻豆的「文旦」，味甜微酸，汁多柔嫩；江西的「南康柚子」含糖量高，久負盛名，1978 年曾被江西省鮮果鑒定會評為上品。宋代大詩人蘇東坡路過南康時，還曾留下「幽人自種千頭桔，遠客來尋百結花」的詩句，此外還有「四季柚」「葡萄柚」等。

柚子果肉中含糖及維生素 B_1、維生素 B_2、維生素 C、維生素 P 和鈣、磷、鐵等營養素。其中維生素 C 含量（每 100 克果肉含 123 毫克）比蘋果、梨高 7～10 倍，維生素 P 含量在諸多水果中堪稱佼佼者。維生素 C、維生素 P 都有

保護血管、改善血液循環的作用，因此，柚子應該成為高血壓病、冠心病、動脈硬化等患者佳果良藥。

鮮柚汁中含有類胰島素成分而有降血糖作用。柚子中的有機酸大都為枸櫞酸，有消除疲勞作用。柚皮可提煉芳香油，還可用以治療食積、胸悶、氣鬱。柚皮亦經實驗證明，有抗炎功效。柚花中所含的揮發油，除有行氣、除

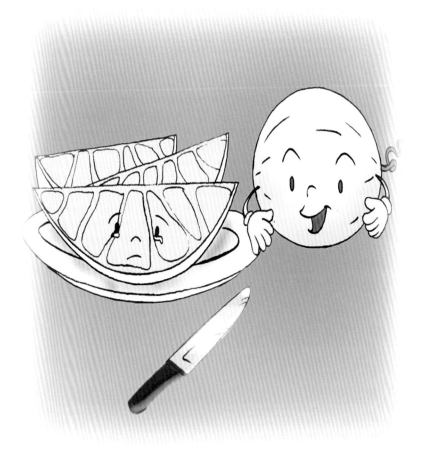

疫、鎮痛作用外，還可提煉香精做化妝油脂。

　　柚子一般多在秋季上市，因此，它成了人們中秋賞月時的節令佳果，中國南方民間將柚子視為親人團圓、生活美滿的象徵。當你吃過中秋家宴以後，吃上幾塊柚肉，會使你頓感馨香盈口，去膩消食，酸甜宜人，生津解渴，且有回味。《本草綱目》稱：柚子味酸、寒、無毒。有消

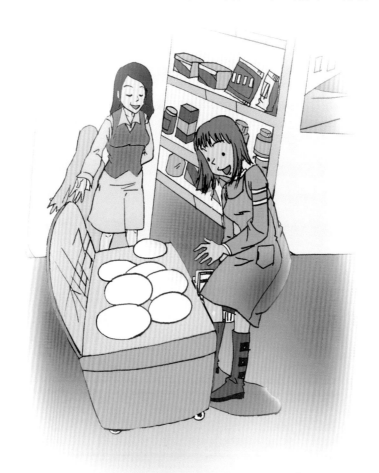

食，解酒毒，去胃中惡氣，解除飲酒後口中異味，增進孕婦食慾等功效。

幾乎所有水果都以鮮食為佳，而柚子卻宜貯存一段時間再吃，其味更加鮮美甘甜。糖尿病人常食柚汁有一定的食療效果。

柚子一般可榨汁或切成小塊煎湯飲用，糖尿病人飲用不加糖為宜。

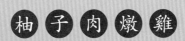

【原料】柚子1個，童子雞1隻。

【製法】

（1）將柚子剝去外皮，一瓣一瓣分開，童子雞去毛及內臟，洗淨。將柚子放入雞肚，然後將雞放入燉盆內加少量水，蒸3小時，調味即可。

（2）飲湯吃雞，每2週1次，連服3次。

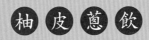

【原料】新鮮柚皮2只，蔥2根。

【製法】將柚皮放炭火上燒焦，外層刮去，再置清水中浸泡1天，去除苦味。然後切塊加水燉熟，加碎蔥、油、鹽調味佐膳。佐餐食。

鮮桃中的*果膠*可降糖

　　桃子為薔薇科植物桃或山桃的成熟果實，又叫桃實。桃原產於中國，是中國古老水果之一，現已引種到世界各地。中國各省均有出產，江蘇、浙江、四川、雲南、陝西、山東、河北等地產量較多。桃的品種甚多，主要有毛桃、山桃、蟠桃等，味美質佳者，如浙江奉化玉露水蜜桃、河北深縣蜜桃、陝西渭南甜桃、甘肅天水齊桃、山東肥城佛桃皆負盛名。桃子近圓形，直徑 5～7 公分，色鮮豔，果肉白色或淡黃色，汁香甜，深受廣大民眾的喜愛。除食鮮桃肉外，還有桃片、桃汁等成品，還可作為製作糖果糕點原料。除了食用，也可作藥用，但不宜長期多食，容易令人生內熱。

　　據分析，每 100 克鮮桃中含有蛋白質 0.8 克，粗纖維 0.7 克，無機鹽 0.7 克，鈣 7 毫克、磷 32 毫克、鐵 0.8 毫克；還有胡蘿蔔素、硫胺素、維生素 B_2、尼克酸、抗壞血酸等。桃乾含鈣在水果中屬前列，含鈣 194 毫克，磷 58 毫克。

　　除上述營養成分之外，鮮桃中還含有果膠，能增加胰島素的分泌量，使血糖下降，對糖尿病人有輔助治療作用。

　　桃子性味甘酸，溫。據《日用本草》記載：「味甘

酸，微毒」。功用主治，生津、潤腸、活血、消積。《隨
息居飲食譜》記載：「補心、活血，生津滌熱」。有解勞
熱之功，為肺之果，故患肺病者宜食之。但多食能令人發
熱、腹脹。《隨息居飲食譜》中記載：「多食生熱，發癰

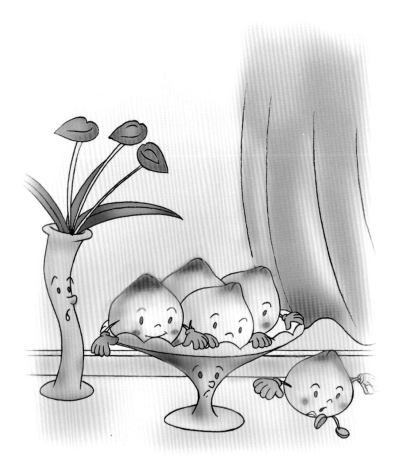

瘡，症、痢、蟲疳諸患」。

　　食用方面，糖尿病宜食鮮桃肉，或榨汁飲用，不適宜
製成桃果脯、桃果醬食用，以免含糖量過高。

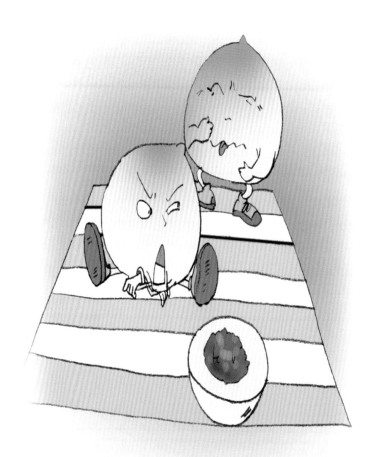

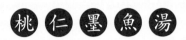

【原料】桃仁 10 克，烏賊魚 200 克，白酒、精鹽各少許。

【製法】

（1）將烏賊魚去內臟切塊，加桃仁、水及酒、鹽少許，同入鍋煎煮 30 分鐘即可。

（2）每日 1 劑，連服 30 日，飲湯食魚及桃仁。

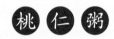

【原料】桃仁、生地各 10 克，桂心粉（藥店有售）2 克，食鹽 10 克，粳米 100 克。

【製法】

（1）將桃仁浸泡後，去皮棄尖，與生地一起用旺火煮沸，改文火慢煎。

（2）30 分鐘後，除去藥渣，將粳米加入藥汁中煮粥，粥熟加入桂心粉、紅糖。

（3）每次食 1 小碗，每日 3 次。

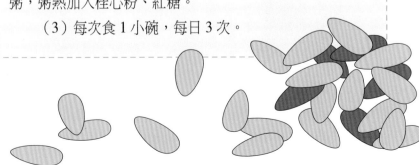

巧用*楊梅*防治糖尿病

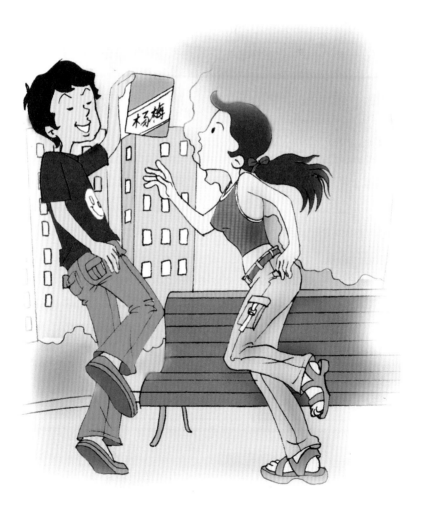

　　楊梅為楊梅科植物楊梅的果實，又叫聖生梅、朱紅、樹梅等。楊梅原產於中國，分佈於中國東南各省。以江浙兩省品質最佳，特別是浙江紹興的水晶楊梅，被譽為「楊梅之冠」，以個大、新鮮、味甜、無核或核小稱勝。楊梅不是梅，其果實似球形，外表呈凹凸的肉柱，紅、紫、白色均有。紫色叫紫楊梅，青白色叫水晶楊梅，淡紅色叫紅楊梅。味甘如蜜，甜中沁酸，含於口中，餘味綿綿。由於正是初夏成熟上市，此時正值百果凋落之期，故獨享盛譽，一到五月便想起楊梅來。

　　古代許多文人騷客，都喜愛楊梅，並留下了許多讚頌楊梅的詩句，如「玉盤楊梅為君設，呈鹽如花酸白雪」等。楊梅除鮮食外，可製成楊梅乾、蜜餞、果醬、果汁等。楊梅浸酒製成楊梅酒也為人們所喜愛。楊梅也有一定藥用價值。但楊梅一次不可多吃，多食易令人發熱，並易損齒傷筋、發瘡生疾。

　　據分析，每 100 克楊梅中含有蛋白質 0.9 克，粗纖維 1 克，無機鹽 0.9 克，鈣 11 毫克，磷 36 毫克，鐵 1.8 毫克，檸檬酸 20 克，蘋果酸 15 克；還含琥珀酸、單寧酸、酒石酸等。

　　從上述營養成分看，這些都是人體所必需的營養素。此外，楊梅還含有較多的果膠，可增加胰島素的分泌量，降低血糖，對治療糖尿病人口渴欲飲、小便增多等症較為有益。

　　現代醫學研究發現，楊梅提取物中的楊梅樹皮色素和

楊梅樹皮貳對腎臟有直接作用，又與路丁相似，能降低毛細血管脆性。樹皮乾粉對狗股動脈游離段作半切斷，加壓2分鐘，即見止血。楊梅樹皮、根皮水煎液，對痢疾桿菌、大腸桿菌、金黃色葡萄球菌均有抑制作用。

楊梅可止渴，消食，滌腸胃，和五臟，除煩膩，止嘔穢，斷下痢物。樹皮也有止血、止痛等功用。楊梅果含鐵質也多，對於缺鐵性貧血病人有一定療效。張潞《本經逢原》：「楊梅，能止渴除煩，燒灰則斷痢，鹽藏則止嘔噦消酒。但血熱炎旺人不宜多食，恐動經絡之血而致衄也。其性雖熱，而能從治熱鬱，解毒。」

中國醫學稱，楊梅性味甘酸、溫，有生津止渴、和胃消食作用，可治煩渴、吐瀉、痢疾、腹痛。楊梅浸燒酒適量飲用，可預防中暑；用鹽醃楊梅數顆泡開水服，可解胃腸脹滿；楊梅作末，以少許塗鼻取嚏，可解頭痛；楊梅燒灰為末，油調擦敷局部可治燙傷；紫紅楊梅浸於鹽鹵內，痛時吃一個，可治胃痛。

江南人喜歡用楊梅浸高粱酒，此酒便於儲藏，香醇可口。楊梅樹皮適量，煎汁漱口，可治牙痛。楊梅樹皮研末，醋調敷，可治惡瘡、疥、癬。食用楊梅多數人喜歡蘸鹽吃，的確別具風味。李白曾寫詩「玉盤楊梅為君設，吳鹽如花皎白雪」。可見古人早已領略到鹽蘸楊梅的風味了。

楊梅多吃損齒，且易引起鼻出血，食時應適可而止。

糖尿病人可將楊梅製成楊梅湯飲用，每日2次。

楊 梅 二 米 粥

【原料】楊梅5枚，黃米、白米各30克。

【製法】

（1）將楊梅用水浸1大，留汁去渣，與黃米、白米同煮粥。

（2）早晚各食1次。

大 棗 楊 梅 湯

【原料】大棗10枚，楊梅8枚，冰糖適量。

【製法】將大棗、楊梅一起放入沙鍋，旺火煎至水沸後10分鐘，加入冰糖，待溫後即可飲服。

豆製品適量食用可補充微量元素

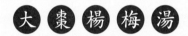

豆製品是由大豆加工製成的營養食品，其常見製品如豆腐、豆腐乾、腐竹、豆腐皮、豆腐乳、豆漿、豆油、黃豆醬油、豆腐腦、豆醬、豆芽等，都是人們餐桌上的家常菜，幾乎所有的人都品嘗過。中國也不乏執著探求黃豆利用新途徑的科技工作者。前些年，杭州商學院植物蛋白工程研究室的科技工作者，經過多年的探求，終於取得可喜

的成果。

豆奶加工工藝取得了成功，提高大豆的利用率達20%。製成的豆奶，其蛋白質和脂肪含量完全達到了牛奶的水準。

超微豆乳粉新工藝也是成果之一。新工藝生產的超微豆乳粉保持了大豆的全部天然成分。可用它做豆漿、豆腐、豆腐腦、豆腐乾。

大豆及其製品的營養成分極為豐富，這是眾所周知

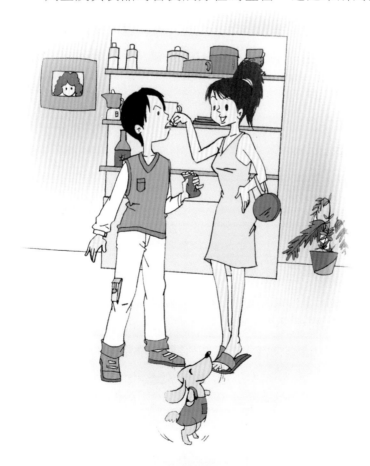

的。尤其是蛋白質含量高達 36%以上，故有「植物蛋白」
之美稱。每 100 克含有碳水化合物 25.3 克，熱量 1723 千
焦（412 千卡）。還含胡蘿蔔素 0.4 毫克，維生素 B_1 0.79
毫克，B_2 0.25 毫克，尼克酸 2.1 毫克。值得大書一筆的是
大豆堪稱微量元素的「倉庫」，它每 100 克含鈣 259 毫
克，磷 571 毫克，鐵 18.4 毫克，錳 3 毫克，銅 1.56 毫克，
鉬 1.55 毫克，鋅 1.6l 毫克，鈷 0.39 毫克，鍶 0.37 毫克，
鎳 0.4 毫克，氟 0.15 毫克，鉻 0.05 毫克，硒 0.03 毫克，釩
0.03 毫克。

上述微量元素與機體內分泌活性、新陳代謝以及免疫
功能等都有密切關係，人體如攝取鈣、錫、鋅等微量元素
不足就會誘發糖尿病、高血壓、冠心病等各種病症。而常
食豆製品則可以補充微量元素的不足，調節內分泌，使血
糖降至正常水準，促使糖尿病等症患者早日康復。

日本被列為世界長壽國，他們膳食中的蛋白質以大豆
為主，這也許是長壽因素之一。

美國研究者認為大豆中含有優質蛋白質，脂肪中含有
不飽和脂肪酸的成分，因此，他們已開始研究用大豆作為
減肥食品。美國學者還認為，大豆可能有預防乳腺癌的作
用。中國研究者則提出，大豆製品含有五種可阻斷致癌物
質生成的抑制物，對防癌有很大好處。尤其是大豆中含的
鉬對食道癌的生長有明顯抑制作用。香港和英國學者研究
指出，大豆類食物含有豐富的植物雌性激素，因而有預防
前列腺癌的作用。

　　大豆中的皂甙有防止體內過氧化脂質的生成和降低血中膽固醇含量的作用。還能抑制體內的脂肪吸收，並促進中性脂肪分解。皂甙可以預防動脈硬化和肥胖以及糖尿病、冠心病、高血壓病的發生。

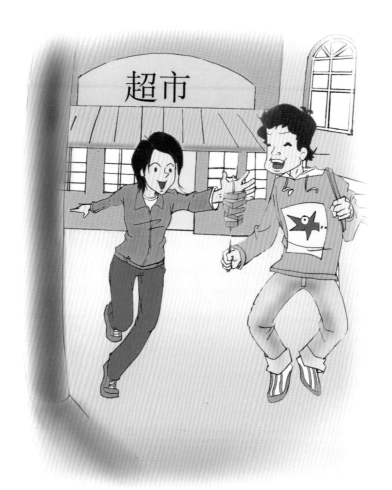

　　美國營養學家研究認為，大豆中的蛋白質能抑制人體的鐵元素的吸收，可致缺鐵性貧血。這應該說是大豆的缺點了。要充分利用、吸收大豆的營養，最好食用大豆加工成的製品，這樣就不會浪費大豆中的營養成分了。

　　豆製品可炒可煮，也能涼拌或氽湯，食法頗多，糖尿病人可根據愛好烹調之。

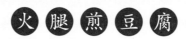

　　【原料】嫩豆腐 200 克，火腿肉 100 克，料酒 20 克，鹽、水澱粉適量，醬油 5 克，味精 2 克，蔥末 3 克，清湯 150 克，熟豬油 100 克，香油 15 克。

　　【製法】

　　（1）將豆腐用沸水氽透，去外皮，切成 6 公分長、1 公分寬的條，整齊地排放在盤中。將火腿肉用刀切成 6 公分長、1 公分寬的長方片。

　　（2）取炒鍋上火燒熱，注入熟豬油，燒至六成熱時，將豆腐滑入鍋中煎至兩面金黃時取出。

　　（3）炒鍋內留底油，放入蔥末，炸香後，整齊地將煎豆腐仍排成兩排滑入，下料酒、醬油、鹽、味精、清湯，旺火燒沸後，將火腿片夾在兩攤豆腐的縱接縫中間，蓋上鍋蓋，改小火上燒 2 分鐘，再改旺火收濃汁，用水澱粉勾芡，淋上熟豬油，香油。晃動鍋，使香油、熟豬油均勻，將豆腐、火腿保持原狀整齊地滑入盤中即可。

腐皮素捲

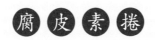

【原料】豆腐皮 3 張，熟粉絲 100 克，胡蘿蔔 100 克，綠豆芽 100 克，麵粉 25 克，香油、香菜末各 10 克，黃醬、水澱粉適量，精鹽適量，蔥薑末各 5 克，蔥段、生薑片各 10 克，清湯 50 克，料酒 10 克，味精 2 克，花生油（約耗 75 克）100 克。

【製法】

（1）將熟粉絲放案板上，剁成 0.5 公分長的碎粒，放大碗中；胡蘿蔔洗淨，製成細絲，再剁成碎粒；綠豆芽洗淨用沸水焯至七成熟撈出控淨水，剁成 0.3 公分的碎料，然後將胡蘿蔔末、綠豆芽、香菜末一同放入裝有粉絲的大碗中。

（2）炒鍋上火，放入少量花生油，放入蔥薑片，待出香味，放入黃醬，加少量水，用手勺不斷攪拌，至醬炸至發黑亮，用水澱粉勾芡成較濃汁起鍋、晾涼，然後倒入大碗中，最後加鹽、味精，拌勻成餡。

（3）將豆腐皮放案板上，修去毛邊，將餡呈粗條裝擺入，再將豆腐皮由裏向外捲起，邊緣用稀麵糊封口。

（4）炒鍋上火，舀入花生油，燒至七成熱放入豆腐皮捲，待炸至豆腐皮呈金黃色帶亮時，倒入漏勺中瀝油。

（5）原炒鍋留底油重上火，放入蔥段、薑片，將豆腐素捲擺入鍋中，加入醬油、白糖、料酒、鹽、清湯，用小

火燒至湯汁快濃加入味精，淋入香油略燒，然後起鍋，將素捲切為小段，整齊地擺在盤中即可。

亦蔬亦藥的薺菜

詩經云：「誰謂荼苦，其甘如薺，」傳說此菜有濟世護生之能，故名「護生草」。薺菜還有一些別的稱號，如菱角菜、雞心草、枕頭菜、喜喜菜等，屬十字花科草本植物，遍佈中國，而華北、東北、西北產量最多，喜生長於草地、田邊、耕地、荒地等。

據科學測定，500 克薺菜中含脂肪僅 1.6 克，而含蛋白質 21.22 克，維生素 C 含量為 1275 毫克，是大白菜的 2 倍多，在蔬菜中名列前茅；其維生素 B_2 的含量高於雪裏蕻，居群菜之冠；鈣質的含量甚至超過豆腐；胡蘿蔔素含量幾乎同胡蘿蔔相等；而維生素 C 含量比番茄還多；葉綠素和纖維素的含量也十分豐富。此外，還含有人體所必需的 10 多種氨基酸、蘋果酸等。

現代醫學證明，薺菜是高纖維素食品，常食薺菜，可降低血糖水平，輔助治療糖尿病。另外，纖維素能起「充饑飽腹」的作用，可以節制人體對食物的攝取，而且能把腸道裏的「垃圾」拖裹起來，形成糞便，排泄出體外，起著潔腸作用，以及有除脂降糖、減肥、防大腸癌等作用。常食薺菜，可預防高血壓、減肥瘦身，再加上薺菜的清香

可口，人民自古至今對它情有獨鍾，也是理所當然ㄌ！

　　薺菜是一種不花錢的良藥，民間流傳有「到了三月三，薺菜可以當靈丹」的諺語。古醫籍對薺菜的藥用多有

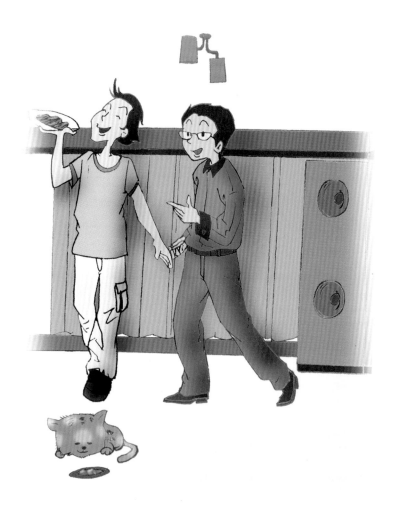

記載，《名醫別錄》指出「薺菜，甘溫無毒，和脾利水，止血明目」。《本草綱目》中也說：「薺菜甘溫無毒，利肝和中，明目益胃。」《食性本草》還記載「薺菜根搗爛絞取汁，以點目中」，治暴赤眼。《藥性論》謂薺菜子「治青盲不見物、補五臟不足。」《現代實用中藥》（增訂本，葉橘泉主編，上海科學技術出版社）說薺菜「止血，治肺出血、子宮出血、流產出血、月經過多、頭痛、目痛和視網膜出血。」

《中醫方藥學》指出：「據藥理研究：①本品能縮短出血時間及凝血時間（薺菜酸為有效的止血成分），故有止血作用；②對子宮有收縮作用，故對子宮出血療效更佳；③有降壓作用。」

根據歷代醫藥學家的論述，中醫認為，薺菜有清熱、解毒、止血、涼血、降壓、健脾、利水、明目等功效。適用於高血壓、冠心病、眼底出血、齒齦出血、鼻出血、流產出血、尿血、便血、吐血、咯血、月經過多、腎炎水腫、肺結核、青光眼、痢疾、腹瀉、胃潰瘍、夜盲、結膜炎、目亦腫痛等症。

這些作用，已為現代醫學所證實。據報導其止血成分為薺菜所含之薺菜酸，該物質可縮短凝血時間，特別對子宮出血療效頗佳。用於治療泌尿系統感染及腎炎水腫、小便不利均有一定療效。

薺菜含膽鹼、乙醯膽鹼、芳香甙、配糖體等各種藥用成分，能輕度地擴張冠狀動脈，降低血壓。

　　中國醫學認為，薺菜味甘淡，性微寒，具有和脾、利水、止血、明目的功效。《名醫別錄》載「主利肝氣、和中」。《日用本草》載「涼肝明目」。《本草綱目》載「明目，益胃。」古醫書中對薺菜的推崇記載不勝枚舉。

　　大凡吃過薺菜的人，對其美味都是讚不絕口，薺菜鮮而不俗，風味獨特，實是一款不可多得的瘦身、養身的佳餚。它的食用方法很多，可炒、可拌，可炸溜，可做湯，還能做餡。下面介紹一些方便常見的食法：

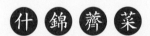

什錦薺菜

　　【原料】薺菜 150 克，茭白 50 克，青蒜 20 克，柿椒 1 個。精鹽、味精、香油、糖、醋、辣椒油各適量。

　　【製法】

　　（1）將薺菜擇葉洗淨，茭白切絲，青蒜切段，柿椒切絲，分別入沸水中略焯，撈出放盤中備用。

　　（2）將味精用溫水泡化，加入糖、精鹽、香油、辣椒油、醋和勻，澆在盤中菜上，拌勻即成。

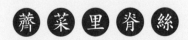

薺菜里脊絲

　　【原料】薺菜 400 克，豬里脊絲 100 克，蔥薑絲各 5 克，料酒 10 克，食鹽適量，味精 1 克，米醋適量，沙拉油 50 克。

【原料】

（1）薺菜洗淨，切成寸段，放盤中備用。

（2）炒鍋上火，注入沙拉油燒熱，下蔥薑絲熗鍋，放入里脊絲炒變白色後，放入薺菜、食鹽，烹入料酒、米醋炒熟。

（3）少許味精撒入鍋中，炒勻即成。

百合的貢獻

　　百合大多產在山區，每到春暖花開的時候，我們就可以在山坡上，小溪畔，岩石間，草叢中見到一株株亭亭玉立、葉如翡翠、狀如喇叭的紅、白、黃或淡紅的花，這就是百合花。曾在法國、智力、美國的國徽上都有它的身影，它是美好和團結的象徵。

　　百合又稱為蒜腦薯，屬百合科多年生草本植物，其鱗莖由許多瓣瓣緊密抱合，所以稱之為百合。百合的鱗莖呈球狀，白色，肉質，先端常開放如荷花狀，下面著生多數鬚根。鱗片肉質肥厚，色白稍帶紫。其鱗莖富含澱粉和蛋白質，煮熟後有特殊風味，還可曬乾和製成百合粉經久貯藏。熟食有特殊的風味，是蔬菜中的珍品。花可供觀賞。

　　百合原產亞洲大陸東北部，以中國為主。百合種類很多，山丹百合、珍珠百合、麝香百合等 30 多種。有些品種瓣厚味香，除用作食品外，還用以做香料。中國以蘭州百

合和湘白合為著名，兩者同稱為「南北二重箱」（重箱為百合異名）。

百合鱗莖狀若荷蓮，鱗片肥大壯實，堪稱色白如脂，清潤似玉，醇清甘美，香雅味濃。它含蛋白質 4.39%，脂肪 0.75%，澱粉 6.96%，蔗糖 9.76%，還含胡蘿蔔素、維生素 C 及粗纖維等。

蘭州還有在百合花含苞時採摘下來，晾曬成乾後供食用，其口味當別是一番風味。此外，還有「迎賓雪蓮」

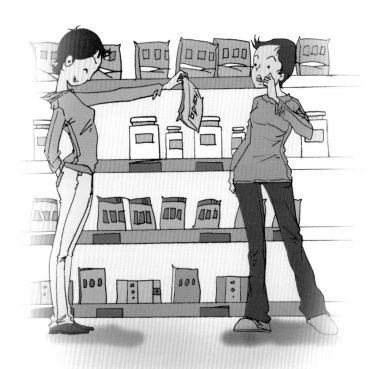

「百合蟠桃」等菜餚。

　　現代醫學研究證實，百合中含有豐富的果膠和纖維素，這兩者對於降低人體血壓和血脂都有很明顯的效果。新鮮百合的汁液中，含有類胰島素成分，有降低血糖的作用。

　　百合中的維生素 P 的含量也較柑、橘、橙略多，因此更有益於心血管病及肥胖病患者。另外，百合粉外用有止血作用，可做成百合海綿填塞治療鼻出血，止血效果良好。

　　現代醫學還發現，百合能增強機體的免疫功能，對於肝癌有一定的抑制作用。

　　百合還是止咳的良藥。《鎮南本草》中記載說：「百合花可止咳利小便，安神寧心定志。」唐代名醫孫思邈說百合可治療腸道出血。

　　在現代臨床研究中，常用百合治療肺燥或肺熱咳嗽。這種咳嗽表現為乾咳無痰，在少量痰中帶有點血。此時，可用鮮百合隔水蒸軟，慢慢嚥下即可。

　　中國醫學就已經認識到百合的療疾作用。漢代人稱醫聖的張仲景認為百合有清熱潤肺、寧心安神之效。《神農本草經》載：「百合，主邪氣腹脹心痛，利大小便，補中益氣。」明代李時珍對百合的闡述更為詳盡。中醫雜誌曾報導，用以百合為主料的斂肺止血膏治療支氣管擴張症的咯血，曾收到滿意的效果。

　　百合既是冬令蔬菜，又是滋補佳品，其食法頗多，可

以糖煎，也能單炒，既能燒，又能蒸，還可用清水煮，也可配米煮粥。家常可做的菜有「百合炒肉片」。還可將百合洗淨，於鱗片間放適量白糖，頂端加滿豬油，置蒸籠裏蒸，做成「釀百合」，是別具風味的甜菜。

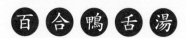

【原料】鮮百合 50 克，熟鴨舌 50 克，清湯 500 克，料酒 5 克，精鹽適量，味精 2 克。

【製法】

（1）將鮮百合洗淨切成塊，熟鴨舌放入熱水中浸泡，然後剔去舌骨休整好。

（2）炒鍋內放入清水燒開，將百合、鴨舌用沸水汆透後撈入大湯碗中。

（3）炒鍋刷洗乾淨，放入清湯、料酒、鹽、味精，燒沸後，撇去浮沫，澆在百合鴨舌湯碗內即可。

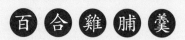

【原料】鮮百合 50 克，雞脯肉 50 克，精鹽適量，水澱粉適量，蔥薑末各 2 克，味精、料酒各 2 克，醋、胡椒粉各適量。香菜一棵，植物油 30 克。

【製法】

（1）將百合洗淨切成塊兒，雞脯肉切成片，用水澱粉

抓一下。

（2）炒鍋上火，注入植物油，油熱後，放入雞片，稍炒放入蔥薑末，烹入料酒，加鹽，倒入湯盆中。

（3）鋁盆上火，加適量清水，放入百合塊加鹽，煮開後放入味精、醋、胡椒粉，用水澱粉勾芡，撒入香菜，倒人有雞片的湯盆中即可。

清熱健脾的 蓮子

也許有人沒有見過蓮子，但是很少有人沒有人聽說過它的。而北宋周敦頤的「出淤泥而不染，濯清漣而不妖」的佳句，更是讓蓮的純潔高雅、纖塵不染的高貴品格深深留在了國人的心中。

荷也稱蓮，祖籍印度。中國 2500 多年前就有荷蓮的記載。如《詩經》上有「彼澤之陂，有蒲有荷」，「隰有荷華」句。自古以來蓮是文人們的寵愛。歷代多少文人墨客大都為之揮毫，留下了許多千古佳句和名畫。如杜甫有「餘紅開似鏡，半葉捲如杯」的佳句，使你如聞其香，如見其葉。唐代趙嘏的《觀貢藕》：「野艇幾東西，清吟映碧空。褰衣來水上，奉玉出泥中。葉亂田田綠，蓮餘片片紅。激波來入選，就日已生風……」陸游在《思故山》詩中寫道：「……船斗一束書，船後一壺酒。新釣紫鱖魚，旋洗白蓮藕。」詩人將自己故鄉的美麗湖山描寫得躍然紙

上，從而勾起他保衛故鄉的激情。而蓮藕在這幅旖旎的湖山畫捲上是不可缺少的點綴。明代李東陽也有《賜藕》詩：「祗向名花看圖畫，忽驚仙骨在泥塗。輕同握雪愁先碎，細比餐冰聽卻無。郭北方菲懷故里，江南風味憶西湖……」

蓮子含蛋白質 16.6%，脂肪 2%，碳水化合物 62%。每 100 克蓮子還含鈣 87 毫克，磷 0.6 毫克，鐵 6.3 毫克，是理想的滋補佳品，有養心、益腎、補脾、澀腸之功。

蓮子中含有大量的微量元素和果膠，能增加胰島素的分泌量，使血糖下降，對糖尿病人有輔助治療作用。對降血壓、降血脂、清熱、固精、安神有很好的治療作用，還可用於高血壓病伴有煩熱症狀者，也治高熱煩躁、神志不清、夢遺滑泄等症。

蓮子心可作藥品原料，用它泡茶，可以清目。蓮子甘澀性平，有補脾止瀉，清心養神益腎的作用，常用來治療心悸失眠，男子遺精、滑精，婦女月經過多、白帶過多及脾胃虛弱的泄瀉等症。據《本草綱目》記載，蓮子有「交心腎，厚腸胃，固精氣，強筋骨，補虛損，利耳目，除寒濕」等功能。

蓮子中間青綠色的胚芽，叫蓮子心，味苦，吃蓮子時均將其除去。然而，正是這顆「苦心」，能為人體健康作出貢獻。前人有詩說：「莫嫌一點苦，便擬棄蓮心。」的確，蓮心裏含有蓮心鹼、荷葉鹼、木樨甙、金絲桃甙等，有清熱、固精、安神、降壓、強心之功效，可治高熱引起

的煩躁不安、神志不清和夢遺滑精等症。特別是當高血壓引起心中煩熱，口苦時，效果更好。用蓮子心退熱收效快，使用方便，沒有副作用，值得提倡使用。

蓮子入藥，以湖南湘蓮、浙江衢蓮、福建建蓮的蓮子為上品。藥用時應去皮、心，故中藥稱蓮肉。其性平，入心、腎、脾三經，具有補脾，益肺、養心、益腎、固精、止瀉、抗老、烏鬚髮等功效。生可補心脾，熟能厚腸胃。適用於心悸，失眠、體虛、遺精、白帶過多、慢性腹瀉等症。它的特點既能補，又能固，因此可補中止瀉、安中固精。如將蓮子納入豬肚內，煮熟，烤乾，研末內服，能補虛損、健腸胃。

《王氏醫案》說，「蓮子，最補胃氣而鎮虛逆，若反胃由於胃虛，而氣沖不納者，但日以乾蓮子細嚼而嚥之，勝於他藥多矣。」《隨息居飲食譜》說，「蓮子鮮者，甘平清心養胃，治噤口痢生熟皆宜。乾者甘溫，可生可熟，安神補氣，鎮逆止嘔，固下售，崩帶遺精。」並指出：「凡外感前後，瘧、疸，疳、痔、氣鬱痞脹、溺赤便秘、食不運化及新產後皆忌之。」上面所說的石蓮子，味苦性寒，有清心去熱，健脾開胃的功效。中醫常用於治療口苦乾、煩熱、痢疾等症；並有解憂鬱、清內熱的作用。

若能品嘗一下福建寧縣的建蓮湯，堪稱人生一大口福。蓮子糯米粥更是有名的健脾益身之佳品。而名菜「新蓮燴鴨子」更有獨特風味。

蓮衣（蓮的外皮）、蓮房，含蛋白質、脂肪、胡蘿蔔

素、維生素 B_1、維生素 C 等，也是有名的中藥，用以治療心胃浮火、利腸分之濕、消瘀止血、痔瘡脫肛均有效。

　　蓮子食用時先用沸水浸泡數分鐘，剝去外皮，用細針摘去蓮心，漂洗後放入清水中，燒至酥而不爛時加糖離火，即成香甜可口的蓮心湯。蓮子也可與米同煮，熟後加白糖，即成白糖蓮心粥。

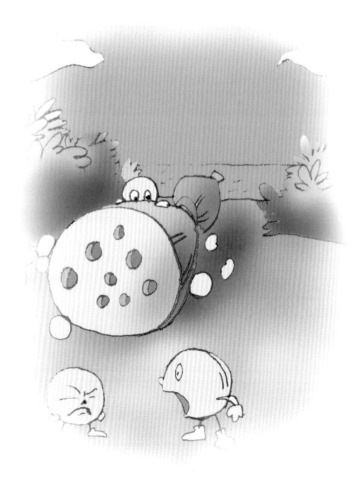

食蓮子有清心除煩的功效，並能止嘔、開胃，常用於治療口苦咽乾、煩熱、慢性淋病和痢疾等症，並能解憂鬱，療心火上炎。用時應將其打碎去殼去心。蓮房味苦性澀溫，為散瘀治帶藥，能治產後胎衣不下，淤血腹痛、白帶過多等症。臨床將其炒黑成蓮房炭應用。

蓮藕肉質脆嫩，香酥甘甜。生啖熟吃均可，拖麵油炸、葷炒素燉皆宜。據測定，每 100 克藕含碳水化合物 7.3～20.4 克，蛋白質 0.4～2.3 克，還含有鈣、磷、鐵等礦物質以及胡蘿蔔素、維生素和尼克酸等。生吃有涼血止血、散瘀、清熱等功效。熟食有健脾開胃、益血補心作用。產婦忌吃生冷，獨不忌藕，堪稱產婦佳果。

藕粉是老幼虛弱者營養佳品。有益血、止血、調中、開胃之功，可作為貧血、瀉痢、食慾不振者之輔助治療。藕節味甘、澀、性平，含鞣質、天門冬素，是止血良藥。可用於咯血、尿血、血痢、崩漏等症。

現代環境科學研究證明，蓮藕若在污染的環境裏生長，可吸收、轉移、蓄積多種金屬元素，使土壤中的鐵、錳、鋅、鉛、鎘等大量殘留在蓮藕中。特別是藕節，可蓄積毒性較大的鎘元素。鎘是造成「頭痛病」的元兇。所以，在工業區排放污水的環境中種植的蓮藕不宜食用。

鮮藕食法頗多，嫩時作水果生食。在肥藕孔道中填塞糯米，煮熟切片，灑上白糖、桂花，便成為著名甜食——桂花糯米糖藕，如再配上一碗香甜糯滑的糖粥就成地道的江南小食，深受國內外旅遊者的喜愛。

老藕段榨汁加工製成藕粉，營養豐富，容易消化吸收，用開水沖調即可飲食，是產婦、病人、幼孺的理想食品。

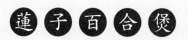

蓮子百合煲

【原料】湘蓮 20 克，百合 15 克，扁豆 10 克，核桃仁 15 克，鮮慈菇 15 克，玫瑰 3 克，棗 10 克，櫻桃 10 克，瓜片 10 克，肥兒粉 50 克，麵粉 80 克，化豬油 125 克。

【製法】鮮慈菇去皮，切成指甲片，湘蓮去皮心，扁豆去殼，加百合，裝碗上籠蒸熟，取出。核桃仁泡發後，去皮，炸酥，剁碎。櫻桃對剖，瓜片，棗切成碎丁，將以上全部混合成配料。炒鍋內下豬油 50 克燒至五成熟，先將麵粉炒散，再加肥兒粉炒勻，注入開水適量，將水、麵、油炒到合為一體炒勻後，投進以上的配料繼續炒勻，起鍋前，放入玫瑰和化豬油，炒勻即成。

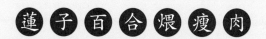

蓮子百合煨瘦肉

【原料】蓮子 50 克，百合 50 克，豬瘦肉 250 克。蔥、生薑、食鹽、料酒、味精均適量。

【製法】蓮子去心，用清水把蓮子、百合洗淨。豬瘦肉洗淨，切成長 3～4 公分、厚 1～2 公分的塊。蓮子、百合、豬瘦肉放入鋁鍋內，加水適量，再加蔥、生薑、食鹽、料酒。武火燒沸，文火煨燉 1 小時即成。

止渴生津話荸薺

　　自古以來荸薺就是佳果珍饌。它又稱地栗、馬蹄，屬沙草科多年生淺水草本植物。荸薺原產於印度，在中國栽培也有 2000 年左右的歷史。《爾雅》稱它為「芍」「鳧茈」，《廣雅》則稱它為「薜菇」「水芋」「烏芋」。此外，還有稱「菇薺」「黑山棱」「馬蹄」等。

　　荸薺營養豐富，含有蛋白質，還含有多種維生素、鈣、磷、鐵等營養物質，脂肪的含量比較少。它含水分 68.52%，澱粉 18.75%，蛋白質 2.25%，脂肪 0.19%。還含有少量鈣、磷、鐵及維生素 C、維生素 B_2 等。以荸薺為主料做成的菜餚，脆嫩爽口，甜而不膩。江、浙、滬一帶，荸薺不僅是家庭餐桌上的常蔬，也是很多葷菜的理想「撬頭」。

　　值得大書一筆的是荸薺還含有豐富的纖維素，這些纖維素對降血糖有很大的幫助，對糖尿病早日康復有輔助作用。

　　荸薺的藥用價值在古代就受到醫學家的重視。它性味甘、微寒而滑。入肺、胃、大腸經，有清熱、化痰、消積功效，可治溫病消渴、痞積、目赤、咽喉腫痛等。《古方選注》載，用荸薺、海蜇配製成的雪羹湯，對低熱、盜汗、乾咳、便秘、高血脂、糖尿病、高血壓有很好的輔助

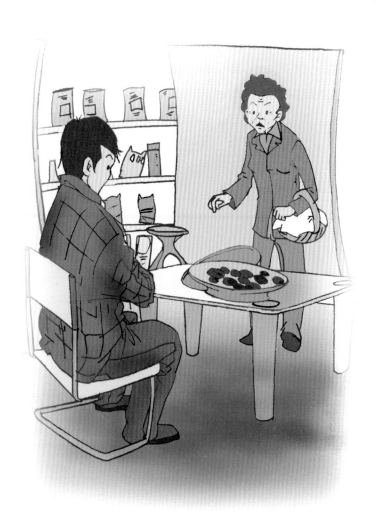

治療作用，這也是因為荸薺中含有豐富的纖維素，這種纖維素對於降糖的作用是比較明顯的。

功用主治，清熱、化痰、消積、治溫病消渴，黃疸、熱淋、痞積，目赤，咽喉腫痛，贅疣。常作清涼生津劑，用於溫病口渴，舌赤少津，幼兒口瘡、咽乾喉痛、消化不

良、大便燥結、痰多不利，誤食銅物、醒酒解毒等，對熱病煩渴，痰熱咳嗽，津液不足等效果良好。

《本草綱目》中還稱「烏芋善毀銅，含銅錢嚼之，則錢化」。此說雖有誇張，但荸薺消腫塊的作用確是很理想的，但需同鱉甲、神曲、白朮、茯苓、枳殼等同食才有療效。

現代醫學研究還發現，荸薺中含有一種抗菌成分——荸薺英，對金黃色葡萄球菌、大腸桿菌及產氣桿菌均有抑制作用。目前不少專家對其生物特性仍在作深入的研究，相信荸薺將會對人類健康作出更多的貢獻。荸薺搗爛外敷可治乳頭皸裂，帶狀疱疹；荸薺 500 克洗淨後搗汁，與蜂蜜 50 克混合，加入少許水煮沸，每次服二湯匙，日服二次，能清熱化痰、潤肺止咳，可治小兒百日咳。荸薺燒研末摻之可治小兒口瘡。

荸薺的主莖極短縮，向下生鬚根，側生地下匍匐莖。早期的匍匐莖先端再生新株，晚期的頂端生球莖，即荸薺。荸薺扁圓形球莖。每一球莖有 3～5 個環節，節上環生鱗片葉。表面平滑，初生對白色，老熟後如栗殼色。

荸薺肉質細嫩，爽脆多汁，鮮甜可口，生食、煮食和炒食皆宜，還可供作藥用，如用紅蘿蔔、荸薺煮做湯吃，對小孩麻疹有輔助治療的作用。並可加工成澱粉、蜜餞和作為釀酒的原料。有名的夾心荸薺是以荸薺、豬腿肉、雞肉為主料的佳餚，此菜形態精巧，外脆裏嫩，老少咸宜，獨具風味。荸薺獅子頭鮮嫩帶脆，鹹中帶甜，紅白相對，

美不勝收。此外，荸薺更是閩菜中不可缺少的佐料，甚至還將荸薺做成粉絲，與綠豆粉絲媲美。以荸薺為佐料，不但使菜餚添味去膩，還有涼血、潤喉、去熱、醒酒、開胃、消毒的作用。

荸薺的品種很多，商業上一般分成乾、濕兩類。乾的稱為馬蹄；濕的稱為地栗。馬蹄球莖，呈扁圓形或圓球形，每公斤 40～80 個。由於成熟期早晚不一，色澤有黑紫、紫紅，淡紫、紅等不同顏色，頂芽也有高低之分；地栗為正扁圓形，果個較馬蹄小，汁多，肉嫩，味稍淡。皮色有紫紅與紫黑之分。

荸薺以體大、潔淨、新鮮的果品為上品。以色澤紫紅，頂芽較短，皮薄、肉細、汁多、味甜、爽脆、無渣為質優。

由於荸薺帶有泥沙，特別是濕地栗往往帶有薑片蟲。因此，在鮮食前定要沖洗乾淨，最好放在萬分之三漂白精水中浸 5～6 分鐘消毒，然後洗淨再吃。

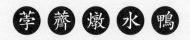

荸薺燉水鴨

【原料】荸薺（馬蹄）100 克，水鴨一隻，蔥 20 克，薑 15 克，料酒 20 克，鹽少許。

【製法】將鴨宰殺去毛及內臟，馬蹄去皮，一切兩半，蔥切段，薑切片。把鴨放入鍋，放入馬蹄、蔥、薑、鹽、料酒，加水適量，置武火燒沸，文火燉熬至鴨熟即

成。每日 2 次，吃肉喝湯，佐餐、單食均可。

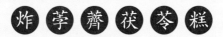

【原料】荸薺 350 克，麵粉 150 克，茯苓粉 100 克，清水馬蹄 100 克，京糕 50 克，紅色素少許。

【製法】

（1）將荸薺洗淨煮熟，去皮搗成泥，放入麵粉揉成團，搓成六分粗細的長條，製成 18 個劑子。

（2）將清水馬蹄切成碎末放入碗中，京糕切成碎末同放入碗中，加茯苓粉拌勻成餡。

（3）將劑子擀成圓皮，將餡包入稍按成餅，抹上紅色素少許，放入七成熱的油鍋中炸至金黃色浮起撈出即可。

糖尿病人飲茶好不好

中國是茶葉的故鄉，是世界上最早種植和飲用茶的國家。人工種植茶葉最早是在四川，所以，又有「蜀土茶稱聖」的說法。

茶葉，在古代被稱為「茶」，也叫茗。《詩經》中記載：「早採者為茶，晚取者為茗。」唐代陸羽的《茶經》是世界上第一部茶文化專著，系統而詳盡地記述了唐代以前的種茶、製茶、煮茶、飲用等歷史。

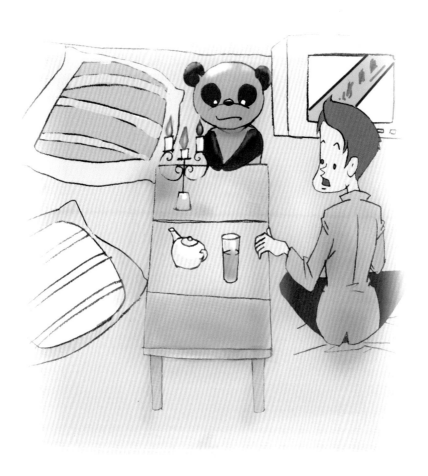

　　茶歷來被人們認為是延年益壽之品。現代科學研究發現，茶葉中含有咖啡因和芳香油，有興奮中樞神經的作用，所以可以提神醒腦。此外，茶葉中還含有豐富的 B 群維生素，以及維生素 C、維生素 P 和蛋白質、礦物質等。

　　近年來醫學研究發現，飲茶可以降低人體血糖，對糖尿病有很好的治療效果。醫學研究工作者對糖尿病患者進

行飲茶試驗。每人每天飲用茶葉 3 克，沸水沖泡，早中晚三次飲用；3 個月之後，檢測結果證明，這些糖尿病患者中，有的血糖降低，有的血糖恢復正常。根據這個試驗結果，研究者認為，茶葉中的所含有的兒茶素、黃酮甙是起作用的主要原因，同時，也與茶鹼和咖啡鹼的利尿作用有一定關係。

據進一步的研究顯示，用冷開水泡製的茶，其降血糖作用更加明顯。試驗顯示，開水泡茶會破壞茶葉中的降糖物質。如果糖尿病患者每次取茶葉 8～10 克，用適量的冷開水沖泡，每日 3 次，連續服用 2～3 個月就會收到較為明顯的效果。

茶葉還可以防治心血管疾病，對於高血壓病人也有很好的療效。《本草備要》中說，茶可以「解酒食油膩，燒炙之痛，利大小便，多飲消脂、去油」。現代醫學證實，茶葉中的兒茶酸、維生素 C 和維生素 P 有增強血管壁彈性、降低血液膽固醇濃度、防止脂肪在肝臟積累的作用。其次是咖啡鹼，對於脂肪有非常好的分解作用，提高各種消化液的分泌量，從而加強人體對脂肪的吸收和轉化。另外，茶葉中所含的鞣酸類物質，還有抗衰老的作用，其效果甚至可以超過維生素 E。

以上這些因素，都能夠很好地維護人體血管，減少脂肪的蓄積。所以，經常飲茶，對於冠心病、高血壓病、高血脂病、動脈硬化等來說，都有很好的輔助療效。

茶葉對於吸菸和飲酒者是有好處的。茶葉中的單寧酸

可以和金屬或鹼類物質結合，使其沉澱，可以延緩人體對毒素的吸收。所以，茶可以解菸毒和酒毒。茶鹼和咖啡鹼可以使尼古丁沉澱，從尿中排出體外，若在飲酒的同時喝茶，不但可以解酒毒，還可以避免喝醉。

茶葉性寒，飲茶有清熱降火的作用。連續飲茶，火氣和內熱就可以慢慢消除。茶葉中的有效成分，不但可以抑菌、殺菌，還可以利尿和增強人體腎臟的排泄功能。所以，尿道感染、膀胱炎、腎盂腎炎等患者，除了用藥物治療之外，還可以適當飲茶，症狀就會明顯減輕。

中國醫學認為，茶也是一種良好的保健藥物。《神農本草經》記載：「茶味苦、飲之使人益思、少臥、輕身、明目。」同時，「神農嘗百草，日遇七十二毒，得茶而解之。」

《本草綱目》中說：「茶主治喘急咳嗽，去痰垢，茶苦而寒，最能降火，火為百病，火降則上清。」

茶還對預防兒童齲齒有很好的效果。茶葉中含有較高的氟，孩子從小飲茶，可以有效地防治齲齒，降低發病率。但是，日常飲水中含氟量比較高的地方，則不提倡飲茶，以免氟過量，反而對身體造成傷害。

國外的一些研究發現，綠茶含有黃酮化合物，可以有效地消除口臭。他們從綠茶中提取了這種化合物，並加工成口香糖。經常吃這種口香糖，就可以得到令人滿意的效果。可以消除飲酒吸菸吃蒜等帶來的口臭。而在我國民間，人們早就學會了用茶葉來保護口腔和去除口中異味

了。比如用濃茶漱口，或者咀嚼一小撮茶葉等，都可以很好的達到這一目的。

飲茶好處多，但是不同人群也要區分對待，比如失眠患者就應該少飲茶；另外，哺乳期和月經期的婦女，以及

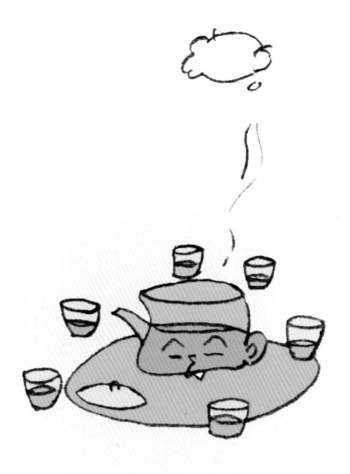

習慣性便秘的人也應該少飲或不飲，尤其是不宜飲濃茶。

發霉的茶葉和隔夜茶水不宜飲用。吃藥的時候不宜用茶水送服。

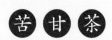

【原料】炙甘草 15 克，苦參 30 克。

【製法】將兩藥切片，放在茶杯內，用剛開的水浸泡半小時，即可飲用。每日適量準備，從早到晚慢慢飲用。

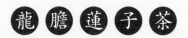

【原料】龍膽草 10 克，蓮子心 9 克，竹茹 15 克。

【製法】將龍膽草切細，與竹茹、蓮子心放入茶杯內，沖入剛開的水浸泡 15 分鐘。隨飲隨加水，直到味淡色清為止。每日 1 劑連服 3～7 日。

雪梨有何功用

在古代，梨又被稱為玉露、蜜父、快果、山離等，有「百果之宗」的聲譽。周代即有梨樹栽培，到了秦漢時代，梨已成為重要果品，皇帝和王公大臣視梨為上品。當時官府獎勵植梨，司馬遷在《史記》中記載：「栽有千樹

梨的人可與『千戶侯』相等」。漢代上林苑的「棠梨宮」和「梨園」早已植有許多優良品種。在長沙漢墓出土的梨，也說明 2000 年前梨已很普遍了。

梨一般分為秋子梨、白梨和沙梨三大系。雪梨就屬於沙梨，一般個頭較大，肉嫩質脆。著名品種有四川雪梨，一個可重達 1～1.5 公斤。

雪梨是人們喜食的佳果之一，營養豐富，每 100 克雪梨中含有糖分 8～20 克，蛋白質 0.1 克，脂肪 0.1 克，碳水化合物 12 克；鈣 5 毫克，磷 6 毫克，鐵 0.2 毫克；胡蘿蔔素 0.01 毫克，硫胺素 0.01 毫克，維生素 B_2 0.01 毫克，尼克酸 0.2 毫克，維生素 C 3 毫克。

雪梨除含有較全面的維生素和無機鹽外，還含有較多的果膠，可增加胰島素的分泌量，降低血糖，對治療糖尿病人口渴欲飲、小便增多等症十分有益。在沙雪梨中有大量蘋果酸、檸檬酸，適合旅行食用，既可解渴生津，清熱去煩，又可獲得營養。人們愛吃雪梨，是因其入口清涼、脆甜。特別是酒後吃雪梨，頓覺舒服。

宋代徐鉉頗有體會地寫道：「昨宵宴罷醉如泥，惟憶張公大谷梨……今日山中方酒渴，惟應此物最相宜。」所以雪梨有「快果」的美稱。

現代醫學研究認為，雪梨還有降低血壓、清熱鎮靜的作用。雪梨含可溶性纖維的果膠，能有效降低對身體不利的膽固醇、維護心臟、改善心血管疾病。高血壓、冠心病人如有頭暈目眩、心悸耳鳴，食雪梨最好。

　　雪梨對結核病人也有益處，有輔助治療作用。雪梨對咽喉有保養效果，歌唱家、播音員、教師等宜常食之。雪梨含有多種豐富的維生素，有保肝和幫助消化的作用。所以，對肝炎、肝硬化患者，常吃雪梨可作為輔助治療的食

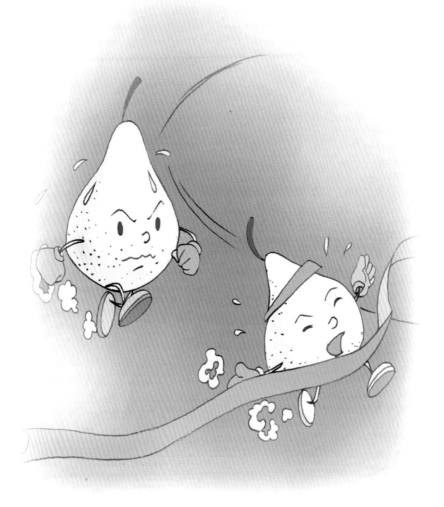

品。中成藥有一種雪梨膏，有止咳化痰作用，較受患者歡迎。製作雪梨膏的上好原料是河北定縣的一種油秋雪梨，定縣雪梨膏聞名各地。北京秋雪梨膏，在國內外都是有名的，出口馬來西亞、印尼，新加坡、日本等國，並銷往中國的港澳地區。據歷史記載，雪梨膏的製作，始於唐代。

另外，雪梨屬鹼性食品，對人體酸鹼平衡有一定作用。正常人的血液 pH 值接近 7.0 時，即表現為酸性。酸性體質易患感冒、皮膚生瘡等疾患，還會影響腦神經功能，引起記憶力和思維能力的衰退。要改變酸性體質，就要從選用鹼性食品入手，獲得人體酸鹼平衡。

日本醫學家認為雪梨是中和酸性體質的優良食品。他列表指出：食用 100 克糖、魚肉，可食用 1200 克雪梨中和；食用 100 克雞肉或蛋黃時，可食用 400 克雪梨中和；食用 100 克豬肉或牛肉時，可食用 200 克雪梨中和；食用米麵食物時，可食 150 克雪梨中和。

中國醫學認為，雪梨性寒，有生津止渴、止咳化痰、清熱降火、養血生肌、潤肺去燥、解酒毒等功效。最適宜於熱病煩渴、肺熱咳嗽、痰多、小兒風熱、喉痛失音、眼赤腫疼、大便秘結等症。中醫臨診經驗認為，雪梨生者清六腑之熱，熟者滋五臟六腑之陰，對肺結核、氣管炎和上呼吸道感染的患者出現咽乾喉痛、聲音嘶啞、痰多而稠、大便燥結、小便黃少等症狀均有療效。有上述疾患的人，在服藥同時吃些雪梨，可以幫助緩解病情，促進早癒。

雪梨、雪梨皮及葉、枝、根，都可供藥用。《本經》

說：「凡人有疼處，脈數無力或發渴，此癰疽將成之候，惟晝夜食雪梨，可轉重為輕。」說明生瘡時多吃雪梨可以減輕病情。《本草綱目》中說雪梨能「潤肺涼心、消痰降火，解瘡毒酒毒。」

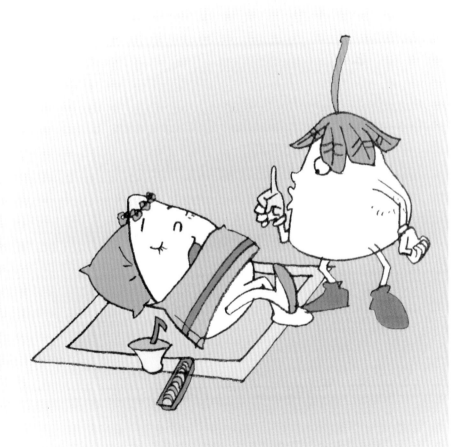

　　用雪梨健身醫病很方便，幾乎一年四季都可吃到雪梨。雪梨既可生食，也可熟食，飲汁、切片煮粥、煎湯均可，又可製成罐頭、蜜餞。雪梨皮有清心潤肺、降火生津作用，可用水煎服；雪梨樹葉可解毒，搗爛絞汁，可治皮膚生瘡；如食雪梨過多，引起不適，可用雪梨樹葉煎汁服之叵解。

　　由於雪梨性寒，一次不可過食。《本草綱目》指出：「雪梨之有益，蓋為不少，但不宜過食爾。」《羅氏會約醫鏡》中指出「產婦及脾虛泄瀉者禁之，以其過於冷利也。」

　　雪梨含鉀量不算高，嚴格限制高鉀食物的腎病患者也可食用，但仍要以少量多次的方式攝食較宜，不可一次吃太多。雪梨甜度不高，內含糖分主要是純果糖或蔗糖，較易被消化代謝，故糖尿病患者可以吃，但要有所節制。

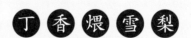

【原料】丁香 3 克，大雪梨 250 克（1～2 個）。

【製法】將潔淨丁香分別填入雪梨內，外用濕紙包梨四五層，放在爐火中煨熟。不拘時食梨。

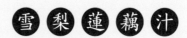

【原料】梨子 1 個，新鮮蓮藕 1 條。

【製法】

（1）梨子洗淨去皮切大塊。

（2）整條蓮藕用清水沖洗，然後浸泡鹽水3分鐘，用刷子仔細刷洗表皮，再以冷開水泡洗，方可連皮食用。然後切成長條狀，內部也要仔細清洗乾淨。

（3）將梨子與蓮藕榨出原汁，然後調勻即可。

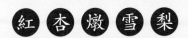

紅杏燉雪梨

【原料】紅杏10個，雪梨1個，白糖30～50克。

【製法】將上3味一起放碗中，加入清水，隔水燉1小時即可。食杏梨飲湯，每日2次。

糖尿病人的滋補藥銀耳

銀耳是銀耳科的植物銀耳的子實體，又稱白木耳、雪耳。主要寄生於朽腐的樹木上，原屬野生。

銀耳主產於中國，全國各地均有栽培，以四川、貴州、雲南、江蘇、浙江、福建、廣西等地為多。以乾燥、白色、朵大、嫩、體輕、有光澤、膠質厚者為上品。中國於1832年就有記載通江銀耳，至今已有140多年歷史。其實在古醫書《名醫別錄》上早已有白木耳記載，說明古代早已食用銀耳了。它確是一種富有營養的食用菌，也是一

味名貴補益藥品。難怪清代學者張仁安稱銀耳「獨有麥冬之潤而無其寒，有玉竹之甘而無其膩，誠潤肺滋其陰之要品。」

相傳明朝嘉慶皇帝為了長壽而經常服用藥師為他煉製的「丹藥」。因「丹藥」大多是用礦石或草木煉成，嘉慶皇帝服後終日心情煩躁，火氣旺盛，夜難入眠。後經名醫指點，每天服銀耳湯，上述症狀遂先後緩解。從此，銀耳便成了貢品。

銀耳為名貴補品，其營養價值很高。它含有 17 種氨基酸和膠質物，每 100 克乾品含蛋白質 5 克，脂肪 0.6 克，碳水化合物 79 克，鈣 380 毫克，鐵 30 毫克，磷 50 毫克，維生素 B_2 0.14 毫克，硫胺素 0.002 毫克，尼克酸 0.5 毫克及維生素 D、胡蘿蔔素等，這些營養物質對健康十分有益。

現代醫學中，研究者們越來越關注銀耳的醫療和滋補保健作用。因其含有一種叫做酸性異多糖的物質。它可以改善人體的肝、腎功能，可以有效地降低高血脂和糖尿病人的膽固醇、甘油三酯以及血糖，提高人體的免疫力，有扶正固本作用，並能促進肝臟蛋白質和核酸的合成。

銀耳對腫瘤也有很好的藥物療效。科學家們在動物實驗中發現，給腫瘤患者注射酸性異多糖，腫瘤的生長會受到抑制。所以，一些專家認為，可以用銀耳作為治療腫瘤的輔助食療品，這樣可以增強患者對化學治療以及對放射性治療的忍耐力，並增強機體抗腫瘤的免疫力。

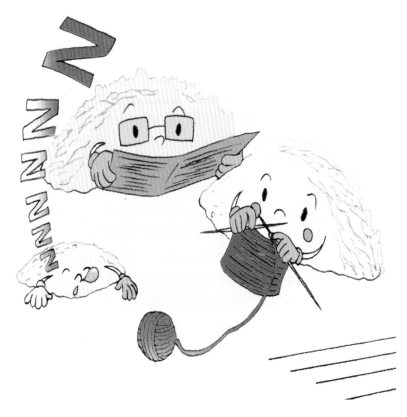

　　銀耳對老年性慢性支氣管炎、肺源性心臟病有顯著治療效果，且能促進肝細胞蛋白質與核酸合成，提高肝臟的解毒能力，有保肝作用，慢性肝病患者常食銀耳頗有助益。

經藥理和臨床試驗發現，銀耳能增強巨噬細胞的吞噬功能，增強機體對癌細胞的抗禦能力，抑制癌細胞的生長。此外，還能增強機體對原子輻射的保護作用，能促進骨髓的造血功能，可作為腫瘤患者在接受放射治療時的營養食品。

銀耳還是很好的美容劑，其中的「類阿拉伯樹脂膠」對皮膚角質層有良好的滋養和延緩老化的作用。中老年婦女長期食用銀耳，其臉部皺紋相對減少。據說清代宮廷貴人每日必食銀耳，以補益身體、潤澤肌膚。

中國醫學稱銀耳可滋陰、潤肺、養胃、生津。對於虛勞咳嗽、痰中帶血有很好的療效。

新鮮銀耳為半透明的皺褶薄瓣，顏色潔白或略呈微黃，蒂頭無黑點和雜質。倘若收、儲不當，使銀耳受潮變爛，極易被酵米麵黃桿菌污染。這種菌產生的毒素耐高溫，一般蒸煮不易將其破壞，若食用這種變質銀耳會導致中毒。

用銀耳滋補身體，不必吃得太多，每天進食 4～8 克即可。風寒咳嗽、濕熱生痰的時候，不能食用。另外，銀耳一旦變質就絕對不能食用了。否則會引起中毒。

銀耳變質的表現主要有以下這些：根部變黑，整體呈黑色或黃褐色，嗅之有異味等。但為了防範於未然，一是禁止出售變質銀耳，二是購買銀耳時要注意挑選，購回後最好再曬幾個小時。

食用變質銀耳發生中毒，除引起胃腸道症狀外，可造

成心、腦、腎、肝、肺等多種臟器損害。中毒者一般在食後 2～24 小時發病，輕者出現腹痛、嘔吐、腹瀉、頭暈、乏力。嚴重的會發生昏迷、抽搐、呼吸困難、尿少尿閉、多處出血，死亡率可高達 20%～40%。一旦發生中毒，要迅速送醫院搶治。

銀耳的食用方法很多，如：銀耳湯。取銀耳 5 克，用溫水泡半小時，洗去泥沙，摘去木質部分，放入沙鍋，兌入 70%清水，先用武火，水開後用文火煎煮 20 分鐘，加入適量白糖，一次吃完，早晚各一次。

銀耳葷菜：取銀耳、瘦豬肉、豬肝各適量。銀耳泡後摘去木質，將豬肉、豬肝放入沸水中浸燙 1～2 分鐘，然後將銀耳、豬肉、豬肝置於沙鍋，兌水 70%，燒煮 30 分鐘後食用，對病後體虛有強壯滋補作用。

下面再介紹一個銀耳的滋補菜譜。

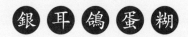

銀 耳 鴿 蛋 糊

【原料】銀耳 6 克，鴿蛋 12 個，核桃肉 15 克。荸薺粉適量。

【製法】把銀耳放在溫水中泡 1 小時，去根剔除雜質，洗淨，盛入大碗內，加清水適量，上籠蒸 1.5 小時。取大碗一個，放放少許冷水，放入鴿蛋，連水一起倒入溫水鍋中，煮成嫩鴿蛋，撈入冷水內。另取一個碗，放入荸薺粉，加清水調成粉漿。核桃肉用溫水浸泡半小時，去皮，

瀝乾水，用油炸酥，切碎呈米粒狀。鍋內加清水，倒入蒸銀耳的汁、荸薺粉漿，加核桃肉，攪勻使成核桃糊，盛入湯盤內。將銀耳鑲在核桃糊的周圍，把鴿蛋用沸水汆一下，汆至剛熟，即取以鑲在銀耳的周圍，即成。吃銀耳、核桃肉、鴿蛋，喝湯。

清熱滋陰贊枸杞菜

　　枸杞很早就和醫家結下不解之緣。它屬茄科蔓生灌木，主要分佈於溫帶地區，中國各省區均有野生，其中以寧夏中寧縣的產質最優，素有「中寧枸杞甲天下」之稱。

　　「陟彼北山，言採其杞」，《詩經》中記載了我們的祖先採集枸杞的情形。枸杞的別名很多，如紅耳墜、血杞子、天精地仙、西王母杖、地仙苗、天精草等，眾所周知，枸杞的果實是重要的中藥材，其葉與根都有滋補肝腎的功效，「苗清肺熱，根養肝腎，子補腎氣」，可謂全身是寶。

　　研究證明：枸杞的嫩莖葉含有蛋白質、低量脂肪、多種氨基酸、膳食纖維、碳水化合物、維生素 B_1、維生素 B_2、維生素 C、胡蘿蔔素，以及鐵、磷、鈣等多種營養物質。近年來研究還發現，枸杞中含有豐富的鍺，具有防癌、抗癌的功效。

　　枸杞富含纖維素，且脂肪含量低，所以，常食枸杞可

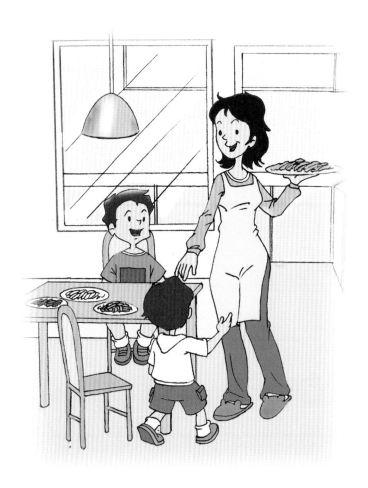

以有效的降低血壓、血糖、血膽固醇，對糖尿病和高血壓、高血脂的病人來說是非常好的食補品。同時，它還可有效地避免因營養成分高而導致的肥胖。現代醫學證明：枸杞還具有益顏、澤膚、駐顏、抗衰老等功效，而備受當今愛美人士的高度重視，也就是情理之中的事了。

　　枸杞除了有很高的營養價值與藥用價值之外，還可提高肝腦等重要器官中的超氧歧化酶的活性，有助於保護機體不受有害自由基的損傷。所以，常食用枸杞，能有效防止動脈硬化和延緩衰老。

　　中國醫學認為，枸杞味苦，甘，性涼，有補虛益精、清熱解毒、祛風明目、安神養血、滋陰壯陽等功效，枸杞更以「滋補肝腎最良之藥」而著稱，對補肝益腎的療效尤為顯著。

　　枸杞是一種營養價值較高的滋補品，自古以來就是人們藥食兩用的佳品。它既可炒食，又可以做成飯和粥，下面介紹兩種枸杞保健、抗老的食譜：

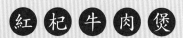

紅　杞　牛　肉　煲

　　【原料】枸杞 15 克，牛肉 100 克，味精 1 克，食鹽少許，蔥、薑、桂皮、茴香、大料、花椒各適量。

　　【製法】

　　(1)先將牛肉放入沸水中焯 10 分鐘，撈出瀝水放盤中。

　　(2)沙鍋中放清沸水，把桂皮、茴香、大料、花椒用紗布包好，與牛肉一起放入沙鍋中，加入蔥、薑、枸杞，要用微火燉。

　　(3)牛肉八成熟時，放食鹽。

　　(4)牛肉熟時，湯呈金黃色，加入味精，撈出佐料包即可。

枸 杞 海 參 鴿 蛋

【原料】枸杞子 15 克，海參 2 只，鴿蛋 12 個，蔥、生薑、豬油、醬油、黃酒、雞湯、胡椒粉、味精各適量。

【製法】海參放盆內，用水浸泡發脹，將內壁膜摳洗乾淨，用溫水焯兩遍，沖洗淨沙泥，再用刀尖在腹壁切成菱形花刀。枸杞子揀去雜質，洗淨備用。鴿蛋涼水下鍋，文火煮熟去殼，滾上乾豆粉，放入油鍋內，至表面炸成黃色撈出。鍋燒熱，放豬油，燒至八成熱時下薑片、蔥段，稍煸後倒入雞湯，煮 3 分鐘，撈出薑、蔥，加入海參、醬油、黃酒、胡椒麵，煮沸後撇淨浮沫，移文火煨 40 分鐘。然後，加鴿蛋、枸杞子，再煨 10 分鐘。佐餐食用，分數次吃下。

甘寒潤燥頌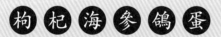黃瓜

黃瓜現在已成為家庭的日常蔬菜兼水果，但它的營養價值和療疾功能許多人卻不曾知道。黃瓜又叫胡瓜，最初產於印度熱帶潮濕森林地區，在中國已有兩千多年的歷史。「張騫使西域得種，故名胡瓜」。這是明代大醫學家李時珍對黃瓜異名胡瓜的推斷。

黃瓜翠綠，清香多汁，鮮嫩爽口，是人們喜愛的蔬菜

之一。那麼，它對糖尿病患者是否有食療作用，答案是肯定的。

　　現代研究認為，黃瓜屬低熱量、低脂肪、低糖的優質食物。黃瓜中所含的丙醇二酸可以抑制人體內的糖類物質轉化為脂肪，黃瓜含鉀量高，有降壓作用。因此，對糖尿

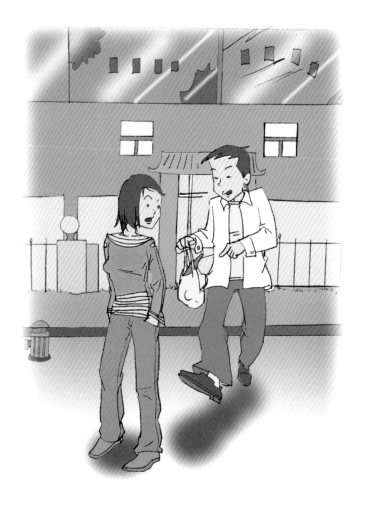

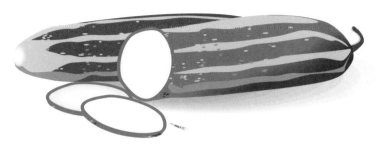

病及合併肥胖症、高血壓等患者有食療作用。黃瓜中還含有柔軟的細纖維，有促進腸道中的腐敗物質排泄和降低血膽固醇的作用。

據測定，每 100 克黃瓜中含蛋白質 0.83 克、膳食纖維 0.52 克、胡蘿蔔素 93.75 微克、維生素 B_1 0.021 毫克、維生素 B_2 0.031 毫克、尼克酸 0.021 毫克、維生素 C 9.38 毫克，含鈣 25.81 毫克、鐵 0.52 毫克、鋅 0.188 毫克、磷 25 毫克、硒 0.4 微克，並含有丙醇二酸、鉀鹽、咖啡酸、綠原酸等。這些均為人體必需的營養物質。

此外，黃瓜中的酶有生物活性，生吃能促進人體的新陳代謝。黃瓜頭很苦澀，但其中含有大量的葫蘆素，有抑制腫瘤的作用。黃瓜中還含有維生素 E，對抗衰老也有益處。

黃瓜中含有多種氨基酸，對肝臟有很好的保護作用。國外用丙氨酸和谷氨酸胺治療酒精性肝硬化，效果很好，所以，吃黃瓜可以預防酒精中毒。另外，精氨酸是製造生殖細胞的重要原料，對肥胖而性功能減退者有一定療效。

現代醫學研究還發現，黃瓜藤有良好的降壓效果，並可以降低血清膽固醇。據報導，用秋季採集的自然乾燥的

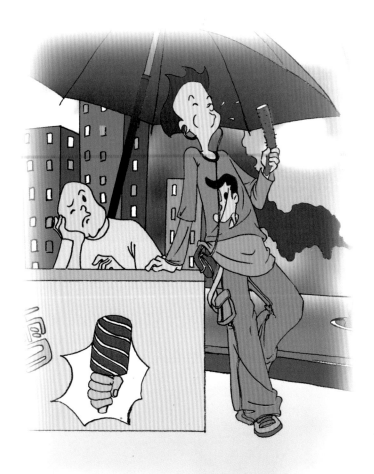

黃瓜藤，去掉根、葉後，加水浸泡，然後服用，可以擴張血管和減慢心率。可見其降壓效果是非常明顯的。

中醫認為，黃瓜性味甘寒、無毒。有清熱止渴、利尿、解毒的功效。《日用本草》中記載：「除胸中熱，解煩渴，利水道」。《滇南本草》中記載：「解瘡癬熱毒，

消煩渴」。《陸川本草》中記載：「治熱病、口渴、燙傷；瓜乾陳者，補脾氣，止腹瀉」。故，凡患熱性病，身熱口乾渴、胸中煩熱者，可作輔助食療。凡水腫腹脹，四肢浮腫，小便不利者宜食。鮮黃瓜浸汁外敷，可治外傷、燙火傷。

黃瓜肉質嫩脆，味清新鮮美，含水分多，生吃清爽可口，既可當蔬菜，也可當水果。做法頗多，既可涼拌食用，也可炒、煮，做湯配菜，柔軟可口或清脆香甜。另外，還可以加工醃漬：醋漬、醬漬和做成罐頭等。適用於糖尿病及高血壓、高血脂、肥胖患者。

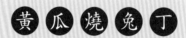

黃　瓜　燒　兔　丁

【原料】黃瓜 300 克，兔肉 200 克，米醋適量，醬油 10 克，食鹽少許，蔥薑末各 5 克，水澱粉適量，植物油（約耗 50 克）500 克。

【製法】

（1）兔肉切成碎丁，黃瓜洗淨去蒂切成丁。

（2）炒勺上火，注入植物油燒至七成熱時下兔丁，炸成金黃色撈出瀝油。

（3）炒勺留少許底油，放在火上，放入蔥薑末熗鍋，加入黃瓜丁、兔肉丁、鹽、烹入米醋、醬油炒熟，下水澱粉勾芡炒勻即成。

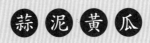

蒜 泥 黃 瓜

【原料】鮮嫩黃瓜 500 克，蒜泥 25 克，精鹽 5 克，醬油 10 克，花椒油 15 克，味精 0.5 克，香油 15 克。

【製法】把醬油、蒜泥、味精、花椒油、香油同入一碗中，調成味汁備用。將嫩黃瓜去蒂，洗淨，切成滾刀塊（或拍碎稍稍切成塊狀），再加精鹽拌勻，碼味，控乾水分，裝入盤內，食時，倒入調味汁拌勻即可。

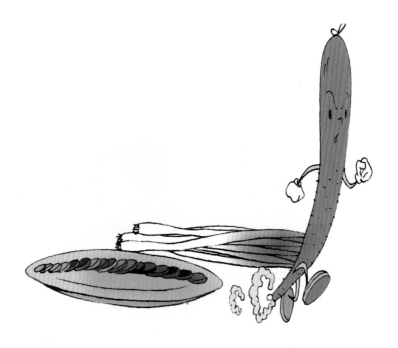

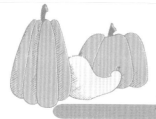

解毒降糖談 *南瓜*

　　南瓜異名倭瓜、北瓜、番瓜，原產亞洲南部，因傳入中國較早，又稱中國南瓜。南瓜品種較多，各地區名稱有異，功用卻相似。

　　提起南瓜，人們大多只知它是一種可食的大型菜瓜，其實南瓜的形式多樣，大小不一，如堪稱世界第一的南瓜重達 204.5 千克，需兩人才能合抱，這可謂「南瓜之最」了。而小型的桃南瓜，卻小如蜜桃，這又可稱「世界之微」了。

　　營養學家發現，每 100 克南瓜肉質含澱粉 10.2 克、鐵 1.1 毫克、鈣 39 毫克、胡蘿蔔素 0.42 毫克，嫩瓜中含維生素 C 及葡萄糖較多，並含有胡蘿蔔巴鹼、腺嘌呤、精氨酸、多縮戊糖芽。此外，南瓜還含有大量的果膠和豐富的微量元素，如鈣、磷、鉀、鎂、鋅、鈷等。這些都是人體所必需的營養素及有效成分，而且有良好的防治糖尿病的功效。

　　現代醫學認為，常食南瓜有治療糖尿病和降血脂的特殊功能。

　　醫學研究證明，人體微量元素——鈷缺乏是糖尿病發病的原因之一，因為鈷是胰島素細胞維持正常功能所必需的微量元素。而南瓜中含有豐富的鈷，每千克南瓜中含鈷

量高達 126 毫克，居各類糧食、蔬菜之冠。所以，經常食用南瓜能增加體內胰島素的釋放，促使糖尿病患者的胰島素分泌趨於正常化，從而使血糖降低。有學者認為，南瓜的這一獨特藥理作用，正是其防治糖尿病的關鍵所在。

此外，南瓜中所含的豐富果膠在腸道內可形成一種凝膠狀物質，延緩了腸道對糖及脂質的吸收，從而控制餐後血糖的升高，果膠還有極好的吸附性，當與澱粉類食物混食時，能提高胃內容物的黏度，減慢對糖類物質的吸收，並且推遲胃內食物排空，從而降低血糖。據報導，日本北海道某些地區的村民，一年四季都愛用南瓜煮飯做菜，幾乎沒有糖尿病患者。經研究發現，南瓜具有促進胰島素分泌的功能。南瓜不但對糖尿病有防治作用，還對肝炎、肝硬化、腎臟病變、前列腺癌有治療和防禦作用。

南瓜對胃潰瘍病患者有很好的食療效果。國外科學家的研究顯示，南瓜中的果膠可以保護胃腸道黏膜免受粗糙食物的刺激，促使潰瘍癒合。南瓜粥不會引起胃酸分泌過多。所以，潰瘍病患者用南瓜和大米一起熬粥喝，既利於消化吸收，又補充了充足的營養。

中國醫學認為，南瓜性平，味甘、無毒。有補脾利尿，解毒殺蟲的功效。據《本草綱目》記載：「南瓜甘溫、無毒，補中益氣」。《滇南本草》記載：「橫行經絡，利小便」。《中國藥植圖鑒》中稱：「煮熟用紙敷貼於乾性肋膜炎、肋間神經痛患處，有消炎止痛作用。」故，凡久病氣虛，脾胃虛弱，症見氣短倦怠，食少腹脹，

水腫尿少者宜食。南瓜生食有驅蟲的作用；生南瓜搗敷，治火傷及燙火傷；生瓜搗汁頻服，可解鴉片毒。

　　另外，鮮南瓜粉能夠促進膽汁分泌，加強胃腸蠕動，如果每天吃適量的南瓜可以防止便秘。

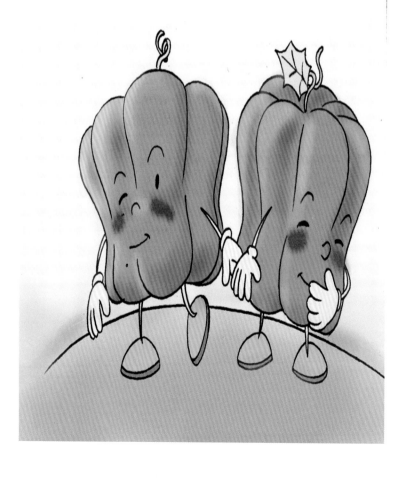

　　南瓜子，炒黃研細口服，可治條蟲、蛔蟲；與砂糖湯調服，可治百日咳。南瓜葉，煎湯治痢疾；曬乾研細外敷，可治刀傷。南瓜蒂，焙末外敷，治癰瘍、疔瘡及燙傷。南瓜瓤，外敷治外傷及燙傷。

　　南瓜味甜，可煮可炒，還可做餡。碾製成粉，可做糕餅、麵條。老南瓜切塊蒸熟食用也風味殊美。

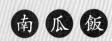

　　【原料】南瓜 250 克，大米 250 克，化豬油 10 克，精鹽 6 克。

　　【製法】將南瓜削去外皮，除去籽瓤，洗淨，切成 3 公分見方小塊。將大米淘洗乾淨，放於沙鍋中，南瓜塊放在大米上面，注入清水 600 毫升，先用大火燒開後，轉用小火燜 20 分鐘，煮熟後，加入化豬油和精鹽，拌勻。分 1～2 次當飯吃。

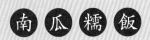

　　【原料】扁圓形老熟南瓜 1 個（重約 1500 克），糯米 500 克，豆沙 50 克，豬油 20 克，白糖 100 克，乾桂花 5 克。

　　【製法】將南瓜蒂的一端切下一塊，作蓋，挖出籽瓤，使其呈圓狀。將糯米淘洗乾淨，用清水浸泡 2～3 小

時。豬板油洗淨切成小粒狀，與糯米一起放於瓦盆中，加入豆沙、白糖和乾桂花，拌和均勻，填入挖空的南瓜中，蓋上瓜蓋，上籠用大火蒸至瓜熟米爛。分多餐食用。

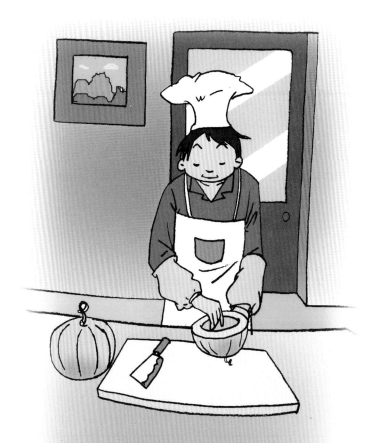

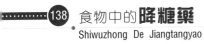
山珍——香蕈

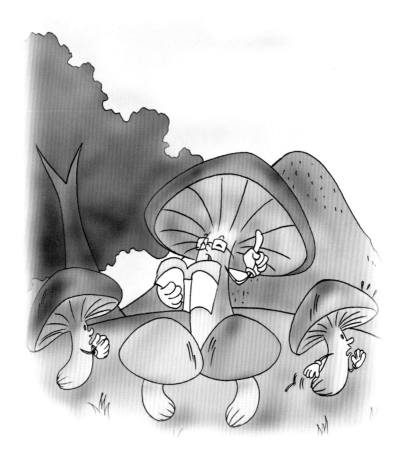

　　香菇，又名香蕈、冬菇，是食用蘑菇的一個優良品種，肉厚、邊圓軟，味芳香持久，為白蘑科香菇屬中典型木腐性傘菌。香菇為「山珍」之一。古往今來，人們均將香菇視為保健、袪病的最佳蔬菜。

　　香菇營養全面、豐富。據測，香菇每 100 克中含蛋白質 20.6 克、膳食纖維 1.4 克，脂肪 1.8 克、維生素 B_1 0.32 毫克、維生素 B_2 0.72 毫克、尼克酸 18.9 毫克、鈣 124 毫克、磷 415 毫克、鐵 25.3 毫克，以及維生素 B_{12}、麥角固醇和維生素 D 原，1 克香菇中含有 128 國際單位的維生素 D。香菇中還含有 30 多種酶和幾十種氨基酸，這些都是人體內所必需的營養素，特別是對糖尿病以及合併高血壓、冠心病、高血脂等病人是良好的食療品。

　　香菇含豐富的膳食纖維，有助於降血糖和降血脂。膳食纖維是一種不產生熱量的多糖，現代醫學研究證明，纖維能刺激胰島素的產生，並可減緩糖類的吸收，而使葡萄糖的釋放緩慢，可以減少胰島素的大量分泌。據試驗，針對糖尿病患者採用高纖維飲食，可使病人胰島素和藥物的使用量減少 50%；一些輕症病人，甚至可以停止使用藥物。膳食纖維還可以促進膽固醇的排泄，降低血清膽固醇水平，有助於降血糖和降血脂。

　　另外，香菇中還含有一種核酸類物質，這種物質可抑制血清和肝臟中的膽固醇上升，並可減緩動脈硬化和血管變脆及降低血壓。國外學者曾對兩組糖尿病患者做分組試驗。其中一組每日食鮮香菇 100 克左右，連續食用 10 天

後，這一組的患者和另外一組沒有食用蘑菇的比較，血清膽固醇平均下降了 7%～12%。所以，綜合以上兩點，香菇是適宜糖尿病及高血壓、動脈硬化的病人食用的，食用之後對降血糖和降低膽固醇都有很好的作用。

香菇中所含的維生素 B_1、維生素 B_2、維生素 B_{12}、尼克酸等有助於緩解神經系統症狀，特別是維生素 B_2 對糖尿病及其併發症的防治更加有益；香菇中所含豐富的鈣、磷、維生素 D 原是糖尿病引起的骨質疏鬆病人的最好食療品。

此外，日本、美國科學家經研究發現，香菇中含有 $1,3-\beta-$ 葡萄糖苷酶，它能提高機體抑制癌瘤的能力。香菇中還含有干擾素誘發物，可促使機體產生干擾素，能強烈地抑制病毒的增殖，甚至對某些植物病毒的感染抑制率達到 80%～95%，這給人類預防各種疾病開闢了新的途徑。

常食香菇還可以增強機體免疫力，預防感冒。醫務研究人員透過分組觀察發現，經常性地食用香菇可以幫助人們戰勝感冒的侵擾。香菇的養殖者和經營者，由於經常吸入香菇的粉末，所以，這些人群很少會出現感冒的情況。進一步研究發現，這是因為，香菇中含有一種叫做干擾素誘導劑的物質，這種物質能夠誘導干擾素的產生。干擾素能干擾病毒的蛋白合成，使病毒不能生存下去，從而使人體產生免疫力。

中國醫學認為，香菇性味甘平、無毒。有補氣益胃、排痘毒的功效。《日用本草》記載：「益氣、不饑，治破

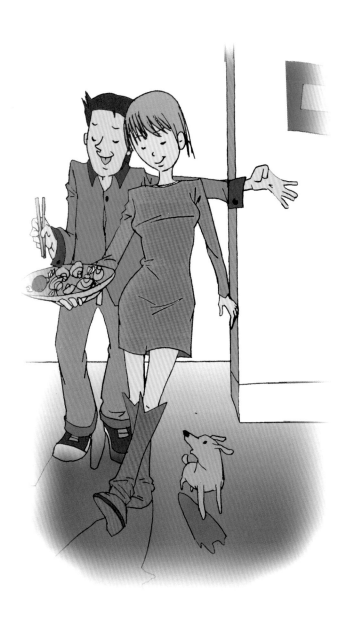

風血。」《本草逢原》中記載：「大益胃氣。」《現代實
用本草》稱：「為補充維生素 D 的藥劑，預防佝僂病，並
治貧血。」故凡高年體弱，久病氣虛，症見氣短乏力，食
慾不振，小便頻數或不禁者，宜為食療佳品。還可用於小
兒痘疹乾癟及體虛者。

香菇適應各種烹飪，葷素均可，冷熱聽便，可燒、可
煮、可做餡，如香菇油菜芯，香菇燒豆腐、香菇燒竹筍、
肉末香菇包子，香菇木耳餡水餃等，既能讓您大飽口福，
又可保健治病，真是何樂而不為。

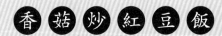

【原料】水發香菇 10 克，雞蛋 1 個，蔥花 10 克，料
酒 10 克，食鹽適量，沙拉油 50 克，熟紅豆飯 250 克。
【製法】
（1）水發香菇洗淨，切成小丁。雞蛋打入碗內攪勻備
用。
（2）鍋置火上，倒入沙拉油燒熱，下蔥花熗鍋，甩入
雞蛋液劃散，炒成蛋花，放入香菇丁、鹽，烹入料酒炒
熟。放入拌散的熟紅豆飯，炒勻至熱即成。

【原料】香菇 100 克，鯽魚 150 克，蔥薑片各 10 克，

香菜 25 克，胡椒粉少許，食鹽少許，米醋適量。

【製法】

（1）香菇洗淨切成粗條，鯽魚去肚腸洗淨，切成小塊，一同放入煲內，加入蔥薑片、鹽、醋及適量清湯。香菜去根洗淨切成 3～4 公分長小段。

（2）沙煲置火上，當魚煮熟時，撒入香菜、胡椒粉調勻即成。

食物纖維素的寶庫——竹筍

竹筍即竹子的幼苗，又稱竹芽、竹夢、竹胎等。

竹筍按種類分冬筍、春筍、鞭筍。冬筍為毛竹冬季生長於山地、森林中的嫩莖，色潔白、質細嫩，味清鮮美；春筍為山林中的斑竹、百家竹春季生長的嫩筍，色白、質嫩、味美；鞭筍為毛竹夏季生長在泥土中的嫩杈頭，狀如馬鞭、色白、質脆、味微苦而鮮。

竹筍味甘淡，葷素咸宜，既可煮食、清蒸、爆炒、做湯，又可涼拌、醬、油燜、配菜，是人們最喜食的山珍佳品。

現代營養學家指出，筍有一個很大的優點，就是富含纖維素，而豐富的纖維素對糖尿病有很好的療效，所以，竹筍對於糖尿病人來說是很好的飲食選擇。另外，豐富的纖維素還可以促進大腸蠕動，防止便秘和結腸癌的發生。

據分析，竹筍中含有多種營養素和多種氨基酸，營養價值較豐富。每100克竹筍中含蛋白質5克，有18種人體所需要的氨基酸；含胡蘿蔔素2.3毫克，維生素C 13毫克，還含有維生素B_1、維生素B_2和12種微量元素。竹筍是一種低脂肪、低熱量、營養全面的食品，所以，也是心血管疾病患者和胖人的上佳食品。

中國醫學認為，竹筍味甘、微寒、無毒。有清熱化痰、和中潤腸的功效。竹筍熟食有清毒熱，化痰涎的作用，對口乾便秘，停食停痰，胃腸運化受阻，胸脘脹滿，小便不利也有輔助食療的作用。

竹筍既消痰，又主水道。當代名醫孫思邈在其《千金方》中說：「竹筍性乾味寒無毒，主消渴，利水道，益氣力，可久食。」清代王士雄《隨息居飲食譜》也記載：「筍，竹萌也，其興味乾涼，舒鬱，降濁外清，開膈消痰，味冠素食。以滌泥未出土而肉厚色白純甘者為良。毛竹筍味尤重。」《本草綱目》則把竹筍的功效描述為：消渴、利尿、祛痰、益氣、爽胃。芝麻油燜筍，可以化痰消食，用嫩筍尖熬湯可以解小孩出疹。所以，從中醫角度來講，竹筍也是一味非常好的食療藥品，既可做菜又可養身。

食用竹筍很有講究，在油炒之前，應先用沸水煮一下，有利於人體消化。

下面介紹幾種竹筍的做法：

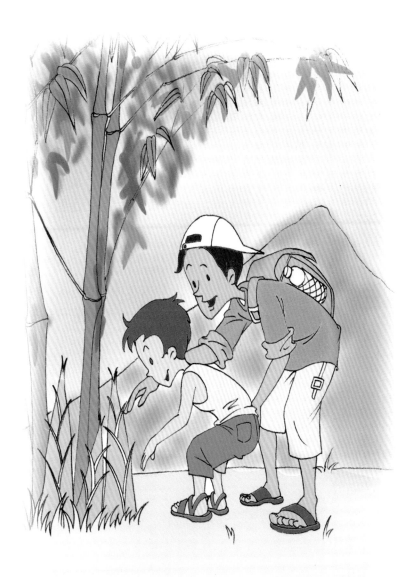

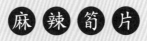

【原料】竹筍 250 克，植物油 30 克，蔥薑絲各 3 克，味精 1 克，花椒 10 粒，精鹽、辣椒油、香油各適量。

【製法】筍切 3 公分長、2 公分寬、0.3 公分厚的片，用沸水煮透，撈出控淨水。

炒勺上火燒熱焙花椒，變油棕色時加油炸一下去掉花椒，以蔥薑絲熗鍋，加入辣椒油、精鹽調勻，投入筍片煸炒，加味精炒至汁濃，淋上香油即可出鍋盛入盤中。

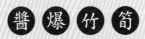

【原料】淨竹筍 200 克，豌豆苗 150 克，甜麵醬 40 克，肉湯 80 克，精鹽、醬油、料酒、味精各適量，植物油 70 克。

【製法】

（1）將竹筍切成 3 公分長、1 公分寬的條。用沸水焯透，控淨水分。

（2）炒鍋上火，注入植物油，燒至五成熱時下豌豆苗、鹽炒斷生，盛入盤內，另起鍋燒油至五成熱，下甜麵醬炸熟，加湯，放入竹筍條、醬油、料酒燒至汁濃油亮時加味精，顛炒均勻起鍋，盛入豆苗中心處即可。

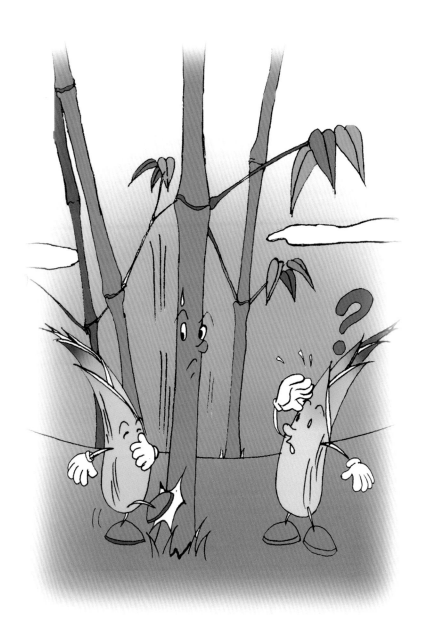

鍋 蹋 鮮 筍

【原料】鮮竹筍 350 克，香菜 15 克，雞蛋 2 個，食鹽適量，麵粉適量，蔥薑末各 5 克，料酒 10 克，沙拉油（約耗 50 克）500 克。

【製法】

（1）竹筍去皮洗淨，切成寸段，加入味精、食鹽、料酒醃製 20 分鐘，再沾上麵粉。雞蛋打入一小碗中攪勻備用。

（2）炒鍋上火，倒入沙拉油，燒至五成熱，將竹筍每段蘸上蛋糊，入鍋中炸至金黃色，撈出瀝油，放盤中。

（3）鍋內留少許底油，燒熱下蔥薑末熗鍋，烹入清湯，放入適量食鹽及煎好的竹筍段，炒勻，轉用小火蹋至湯汁濃竹筍熟時，托入盤中。

（4）把香菜洗淨切成小段，撒在竹筍盤中即成。

食用菌——猴頭菇

猴頭菌、熊掌、海參、燕窩並列為「四大名菜」，是名貴的食用菌。猴頭菌又稱猴頭菇、猥菌、刺猬菌等，為齒科植物猴頭的子實體。中國華北、東北、中南和四川、雲南、甘肅、浙江等地均有分佈。江蘇、上海等地也有人

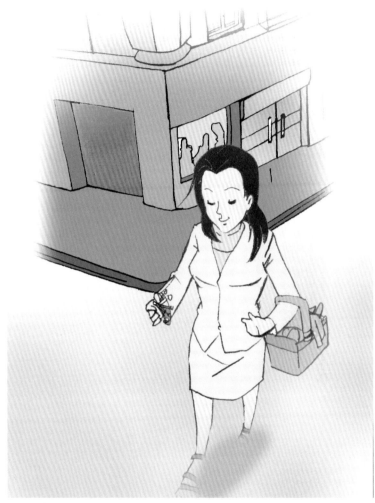

工栽培。

　　猴頭菌能躋身高檔筵席自然有它的優勢，但這不僅僅是因為它的美味可口，更因為它的營養豐富，它含有揮發油、蛋白質、多糖類、氨基酸等多種營養素，且具有對各

種癌症的防治功效，能提高人體對疾病的免疫功能。故常吃猴頭菌，無病可增強抗病能力，有病可以起治療疾病的作用。

猴頭菌能調節人的正常食慾，調節一些減肥人士因節食而引起的負面作用，而且它有治療消化不良、食管癌、胃癌、腸癌等功效，還能促進胃腸蠕動、加快新陳代謝的過程，減少脂肪在體內的存積，從而具有降低糖尿病人體內血糖的積聚，達到降糖的效果。

作為山珍當中的名角猴頭菌，它不僅是一味名貴的、高營養的、高藥用價值的佳餚，而且對瘦身減肥的人士來說，也是上乘佳品。

中國醫學認為，猴頭菌味甘，性平，具有補脾益氣，助消化，利五臟的功效。可用於治療消化不良、胃潰瘍、胃竇炎、胃痛、胃脹及神經衰弱等症。

猴頭菌既是良藥，又是佳餚，列入「四大名菜」絕非徒有虛名。以下我們介紹兩道良藥味美的上乘菜餚。

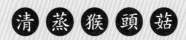

清 蒸 猴 頭 菇

【原料】水發猴頭菇 250 克，豆油 100 毫升，味精、細鹽、蔥薑末、水澱粉各適量。

【製法】將猴頭菇洗淨，去根及長毛。鍋內加水適量燒沸，放入猴頭菇煮爛，連湯移入蒸鍋內，加入味精、細鹽上籠蒸 2 小時；另起油鍋燒熱，放入蔥薑末熗鍋，將蒸

好的猴頭菇連湯倒入，燒沸後用文火燉 5 分鐘，用水澱粉
勾芡即可。佐餐食用。

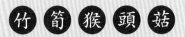

【原料】水發猴頭菇 250 克，雞肉 300 克，黃芪、白
尤各 20 克，竹筍 30 克，清湯 500 毫升，調料適量。

【製法】將猴頭菇切片，雞肉切塊，黃芪、白尤煎取
藥汁 200 毫升。油鍋燒熱，放入猴頭菇、雞肉煸炒至變
色，加入料酒、調料、藥汁燜至熟爛，用水澱粉勾芡即
可。佐餐食用。

健康佳蔬——蕨菜

蕨菜又稱拳頭菜、龍頭菜、貓爪子等，是多年生草本
植物，它根莖粗壯肥大，葉柄挺直而直立，高達 50～60 公
分。一般生長在山區濕潤、肥沃、土層較深的山坡上。食
用部分為還處於捲曲未展時的嫩葉，一年可採摘三茬，是
人們喜愛的山野菜之一。日本人將蕨菜視為「長壽菜」。

據營養專家測定：每 100 克蕨菜中含蛋白質 0.43 克、
脂肪 0.36 克、糖類 3.6 克；維生素 C27 毫克、胡蘿蔔素
1.04 毫克、維生素 B_2 0.13 毫克，鐵 171 微克、銅 25 微克
等，還含有鋅、鈣、磷和豐富的纖維素。另外，還含有麥

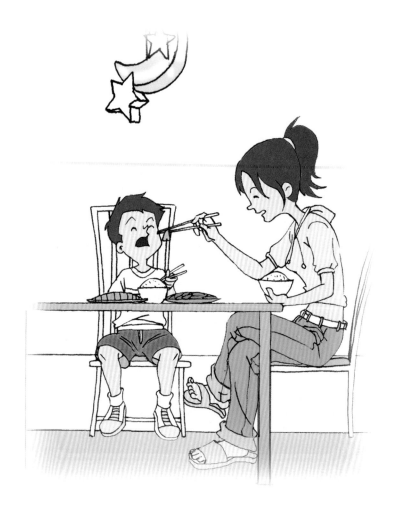

角甾醇、膽鹼、鞣質、甙類等。

　　從這些成分來看，蕨菜是一種低脂肪、營養全面、富含纖維素的食品，蕨菜的粗纖維素含量每 100 克高達 5.8 克，為麵粉的 4.6 倍，四季豆的 9 倍。所含的食物纖維能改善糖代謝，降低餐後血糖，有利於糖尿病患者的血糖控

制，是糖尿病患者較理想的醫療食品。

中國醫學認為，蕨菜性甘、寒、無毒。有清熱化痰、利水、健脾的功效。這說明，蕨菜不但有助於減肥，還可調節脾胃功能，達到健康減肥的目的。

蕨菜含有麥角醇膽鹼、鞣質等，對高血壓、頭暈失眠、類風濕性關節炎等也有相當的療效。

另外，蕨根含澱粉 40%～50%，可加工成蕨粉，用於製糖、餅乾、藥品添加劑等。蕨粉以甘油調勻，可治濕疹(塗患處)；蕨粉 150～200 克，用冷水調勻，加紅糖，開水沖服，可治瀉痢腹痛。

蕨菜的吃法如下：

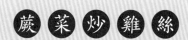

蕨 菜 炒 雞 絲

【原料】蕨菜 200 克，雞脯肉 70 克，乾澱粉 100 克，精鹽、味精、料酒、醬油各適量，蔥、薑絲各 3 克，植物油 300 克（實耗 50 克）。

【製法】

(1)將蕨菜洗淨用開水焯一下，泡入水中 30 分鐘後取出，切成 2 公分長段備用。

(2)雞肉切絲，入碗中加鹽、味精、澱粉抓一下，炒鍋中倒入沙拉油燒至七成熱，將雞絲倒入滑熟，控油備用。

(3)炒鍋二次上火，倒入少量植物油，加蔥、薑、料酒、醬油熗鍋，同時倒入雞絲和蕨菜，煸炒片刻即可。

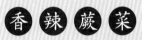

香辣蕨菜

【原料】蕨菜 250 克，香辣醬 20 克，鹽、味精、蔥絲各少許，植物油 30 克。

【製法】

(1)將蕨菜洗淨，入沸水中焯一下，撈出後入冷水中浸泡半小時後切寸段備用。

(2)炒鍋上火，倒入植物油，油熱入香辣醬炒出紅油，入蕨菜段翻炒幾下，入鹽、味精同炒片刻即成。

欲降糖食蔥頭

無論是正規的筵席，還是正常的家庭餐桌，都會看到它小小的身影。蔥頭原產於中亞地區，又名蔥頭、球蔥、圓蔥等，其健身作用很早以前就開始受到人們的注意了。

關於蔥頭祛病健身作用的記載有很多。11 世紀時，美國內戰高潮時期，一位將軍用蔥頭防治痢疾和其他疾病，保持了部隊的戰鬥力。幾十年前，有位法國人發現馬腿上有凝血塊，他無意中用蔥頭餵飼，馬腿上的血塊意外的消散了，他將這一奇蹟告訴了一位醫生，經過動物和人體實驗，證實蔥頭有增強纖維蛋白溶解活性和降血脂的作用。這是因為它含的二烯丙基二硫化物和環蒜氨酸以及硫氨酸

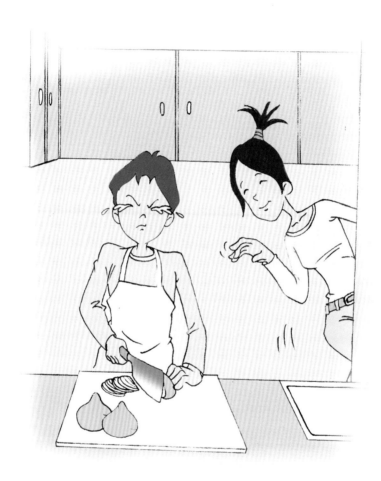

　　的緣故，以後蔥頭的療疾作用被逐步發現。

　　據營養學家測定，每 100 克蔥頭中含有維生素 C 10～
20 毫克、維生素 B_1 0.4 毫克、維生素 B_2 0.5 毫克、維生素
A 2 毫克，這些都是人體所必需的營養素。

　　現代醫學認為，蔥頭有刺激膽汁分泌，降低血糖的作

用。蔥頭 50～100 克水煎 1～2 分鐘後服食，有降糖作用，並能抑制高脂肪飲食引起的血漿膽固醇升高，可輔助治療糖尿病併發症——動脈硬化，還有加速創傷癒合的作用。

有關專家研究證明，蔥頭中含有類似降血糖的藥物——甲碘丁腺類物質，能選擇性地作用於胰島素 B 細胞，促進胰島素分泌，恢復胰島素的代謝功能，從而降低血糖。美國科學家還報導，應用蔥頭的乙醇提取物可使空腹血糖明顯降低，其機制是蔥頭能促進組織細胞更好地利用葡萄糖。

專家研究還發現，蔥頭裏含有前列腺素 A，它能擴張血管，降低外周血管阻力，對抗兒茶酚胺引起的升壓作用，從而解開了蔥頭能降低血壓之謎。前列腺素 A 還能降低冠狀動脈的阻力，增加血流量，所以說蔥頭是糖尿病合併高血壓、動脈硬化、冠心病患者的佳蔬良藥。

中國醫學認為，蔥頭性味甘辛、平。有清熱化痰，解毒殺蟲等功效。《藥材學》記載：「新鮮的蔥頭搗成泥劑，治療創傷、潰瘍及婦女滴蟲陰道炎」。故蔥頭熟食，凡胸悶脘痞，咳嗽痰多，小便不利者宜為食療品。對腸炎、白喉、滴蟲陰道炎有一定的治療效果。鮮蔥頭搗泥外敷，可治創傷、潰瘍等。

蔥頭的食法很多，可供煮、炒、調湯，且多做配菜食用，也可單炒，煮食、涼拌等，常做的菜餚有圓蔥炒肉、蔥頭湯、炸蔥頭蝦餅、素炒蔥頭、茄汁圓蔥、涼拌圓蔥絲、蔥頭豬排、蔥頭燒牛肉、蔥頭豆腐湯、蔥頭肉絲湯

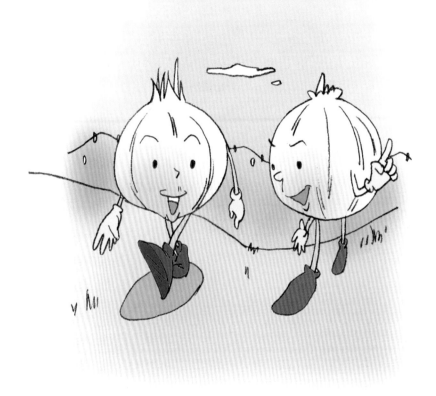

等。

　　綜上所述，蔥頭的營養價值和藥用價值實在令人欽佩。對於糖尿病及合併冠心病、高血脂、高血壓的患者，常食用蔥頭是一定會有療效的，對您的身體健康也會大有益處的。

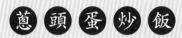

蔥頭蛋炒飯

【原料】蔥頭 100 克，雞蛋 1 個，醬油 10 克，米醋適量，食鹽少許，料酒 10 克，沙拉油 50 克，大米飯 150 克。

【製法】

（1）蔥頭去皮洗淨，切成細絲。雞蛋打入碗中攪勻備用。

（2）炒鍋上火，注入沙拉油燒熱，淋入雞蛋液炒成蛋花，放入蔥頭絲，烹入醬油、米醋、料酒炒熟，放入鹽及拌散的大米飯炒熱即可。

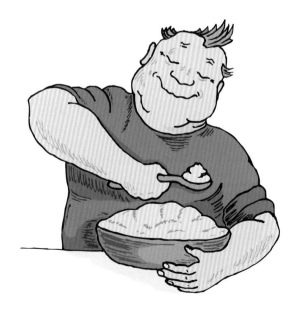

歡迎至本公司購買書籍

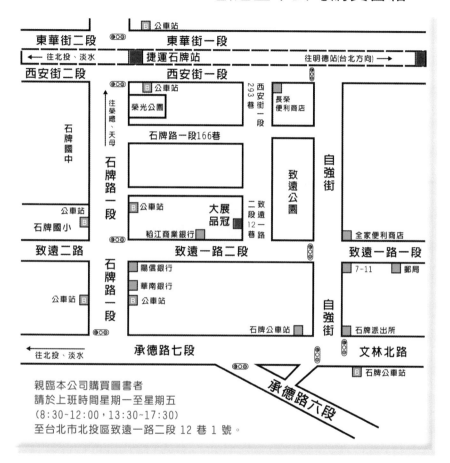

親臨本公司購買圖書者
請於上班時間星期一至星期五
(8:30~12:00,13:30~17:30)
至台北市北投區致遠一路二段 12 巷 1 號。

建議路線
1.搭乘捷運‧公車
　　淡水線石牌站下車,由出口出來後,左轉(石牌捷運站僅一個出口),沿著捷運高架往台北方向走(往明德站方向),其街名為西安街,至西安街一段293巷進來(巷口有一公車站牌,站名為自強街口),本公司位於致遠公園對面。搭公車者請於石牌站(石牌派出所)下車,走進自強街,遇致遠路口左轉,右手邊第一條巷子即為本社位置。

2.自行開車或騎車
　　由承德路接石牌路,看到陽信銀行右轉,此條即為致遠一路二段,在遇到自強街(紅綠燈)前的巷子左轉,即可看到本公司招牌。

國家圖書館出版品預行編目資料

食物中的降糖藥 / 高溥超　高桐宣　主編
——初版，——臺北市，品冠文化，2008〔民97.03〕
面；21公分，——（健康新視野；3）
ISBN　978－957－468－595－0（平裝）
1.健康飲食　2.營養　3.糖尿病　4.食療
411.3　　　　　　　　　　　　　　　97000321

食物中的降糖藥

ISBN 978－957－468－595－0

主　　編／高溥超　高桐宣
責任編輯／黃和平　劉桂霞
發 行 人／蔡孟甫
出 版 者／品冠文化出版社
社　　址／台北市北投區（石牌）致遠一路2段12巷1號
電　　話／（02）28233123・28236031・28236033
傳　　眞／（02）28272069
郵政劃撥／19346241
網　　址／www.dah-jaan.com.tw
E－mail／service@dah-jaan.com.tw
承 印 者／弼聖彩色印刷有限公司
裝　　訂／建鑫裝訂有限公司
排 版 者／弘益電腦排版有限公司
授 權 者／安徽科學技術出版社
初版1刷／2008年（民97年）3月

定　價／230元

●本書若有破損、缺頁敬請寄回本社更換●

推理文學經典巨著，中文版正式授權

名偵探明智小五郎與怪盜的挑戰與鬥智
名偵探柯南、金田一都讚嘆不已

日本推理小說鼻祖－江戶川亂步

1894年10月21日出生於日本三重縣名張〈現在的名張市〉。本名平井太郎。
就讀於早稻田大學時就曾經閱讀許多英、美的推理小說，
畢業之後曾經任職於貿易公司，也曾經擔任舊書商、新聞記者等各種工作。
1923年4月，在『新青年』中發表「二錢銅幣」。
筆名江戶川亂步是根據推理小說的始祖艾德嘉‧亞藍波而取的。
後來致力於創作許多推理小說。
1936年配合「少年俱樂部」的要求所寫的『怪盜二十面相』極受人歡迎，
陸續發表『少年偵探團』、『妖怪博士』共26集……等
適合少年、少女閱讀的作品。

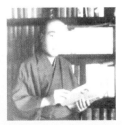 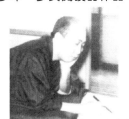 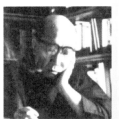

1 ～ 3 集　定價300元　試閱特價189元

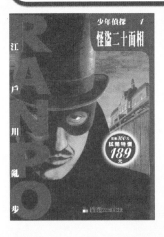 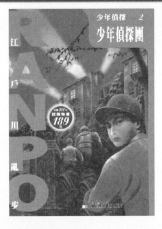 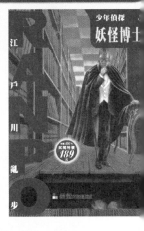

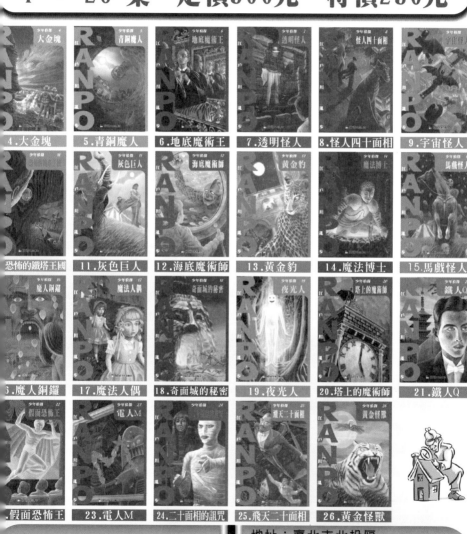